全国高职高专卫生部“十二五”规划教材配套教材

供眼视光技术专业用

低视力助视技术

学习指导及习题集

主　　编　陈大复

副 主 编　亢晓丽

编　　者（按编写章节排序）

郑　琦　陈大复　董凌燕　亢晓丽　张　缨

齐　备　于旭东　朱剑锋　张艳玲

编写秘书　田琳璐　于琨瑛

人民卫生出版社

图书在版编目（CIP）数据

低视力助视技术学习指导及习题集/陈大复主编.
—北京：人民卫生出版社，2012.3

ISBN 978-7-117-15371-3

Ⅰ.①低… Ⅱ.①陈… Ⅲ.①弱视-眼科学-高等
职业教育-习题集 Ⅳ.①R777.4-44

中国版本图书馆CIP数据核字（2012）第007473号

低视力助视技术学习指导及习题集

主　　编：陈大复
出版发行：人民卫生出版社（中继线 010-59780011）
地　　址：北京市朝阳区潘家园南里19号
邮　　编：100021
E - mail：pmph @ pmph.com
购书热线：010-67605754　010-65264830
　　　　　010-59787586　010-59787592
印　　刷：三河市双峰印刷装订有限公司
经　　销：新华书店
开　　本：787×1092　1/16　印张：7
字　　数：179千字
版　　次：2012年3月第1版　2012年3月第1版第1次印刷
标准书号：ISBN 978-7-117-15371-3/R·15372
定　　价：15.00 元

序言

《低视力助视技术学习指导及习题集》是高职高专眼视光学专业教材《低视力助视技术》的配套用书。为了满足培养眼视光学专业应用型人才的需要，编者们在总结眼视光学理论和实践经验的基础上，编写了本书。

本书文字精练，重点突出，配套教材的重点内容均在本书中作了提炼和强化。并辅以适当的练习题。并且章节顺序和配套教材保持一致。

本书的编写，得到了江西中医学院的于琨瑛老师和上海新华医院章翼、田琳璐医生的大力协助，在此表示衷心感谢！

由于编者水平有限，书中难免有缺点和错误，敬请使用本书的广大读者批评指正。

陈大复

2011年10月25日

目录

第一章 概述

学习要点

【掌握】低视力的定义及诊断标准。

【熟悉】低视力康复工作范畴。

【了解】低视力历史、低视力患者现状。

难点和分析

1. 低视力与盲的诊断标准中，何为最佳矫正视力?

分析：低视力与盲的诊断标准中，初学者对于最佳矫正视力的概念容易混淆。

解决：低视力与盲的诊断标准中，矫正视力指借助光学透镜引出的最佳视力。好眼最佳视力与双眼最佳视力分别指同一患者双眼中较好的眼的最佳视力和双眼最佳视力。

习　题

一、判断题

1. 世界卫生组织的低视力诊断标准规定双眼中好眼最佳矫正视力低于0.3，高于0.05。( )
2. 曼谷—马德里标准主要适合应用于一般临床眼科。( )
3. 视觉损害是指患者视觉功能损失的程度。( )
4. 我国低视力诊断标准二级盲指视力低于0.1，高于0.05，或视野半径<10°。( )
5. 视光师的定位主要是用光学器具来矫正和改善视功能。( )
6. 只要患者的视觉功能达不到低视力诊断标准，就不属于低视力康复范畴。( )
7. 放大镜、眼镜式助视器等主要是帮助低视力患者观察中距离目标。( )

二、单选题

1. 中心视力好，但视野小，以注视点为中心，视野半径＜10°但＞5°为( )。

(A) 5级盲　(B) 3级盲　(C) 2级盲　(D) 4级盲

2. 曼谷—马德里标准：低视力是指一个患者即使经过治疗或标准的屈光矫正后仍有功能性损害，但其仍能应用或有潜力应用视力去做或准备做各项工作( )。

(A) 小于6/18 (0.3) 到光感，或视野半径小于10°

(B) 小于6/12 (0.5) 到光感，或视野半径小于10°

(C) 小于6/18 (0.3) 到光感，或视野半径小于5°

(D) 小于6/18 (0.5) 到光感，或视野半径小于5°

3. 发展中国家老年人低视力的主要病因是（ ）。
（A）青光眼 （B）角膜病 （C）白内障 （D）视神经萎缩
4. 下列哪一个不属于光学助视器（ ）。
（A）手持放大镜 （B）望远镜 （C）眼镜式助视器 （D）闭路电视助视器
5. 放大镜主要是帮助低视力患者（ ）。
（A）阅读、写字 （B）户外活动 （C）行走 （D）养花养鱼
6. 采用视力检查和视野测量作为诊断标准的优点是（ ）。
（A）测量准确 （B）标准简单实用，容易操作
（C）操作参考标准详细 （D）评估项目广泛

三、多选题

1. 低视力康复的内容包括（ ）。
（A）低视力患者的心理疏导 （B）环境和行动训练 （C）屈光手术
（D）各类助视器的应用等 （E）眼科检查
2. 在视觉方面训练的内容主要有（ ）。
（A）定位练习 （B）跟踪练习 （C）搜寻练习 （D）辨认练习 （E）户外行走
3. 在发展中国家导致低视力的主要原因是（ ）。
（A）沙眼 （B）视网膜脱离 （C）青光眼 （D）角膜炎 （E）白内障
4. “视觉第一中国行动”计划主要目标是（ ）。
（A）在我国偏远地区实施白内障复明手术
（B）培训眼科专业人员
（C）改善医疗条件和落后设备
（D）广泛宣传防盲治盲的眼睛保健知识及教育
（E）建立眼病防治数据库

（郑 琦）

第二章

低视力流行病学

学习要点

【掌握】 低视力流行病学研究中的患病率、发病率等概念。

【熟悉】 国内外常见的致低视力病因。

【了解】 国内外低视力流行特点。

难点和分析

患病率与发病率的区别：

需要注意的是，患病率和发病率常易被混淆，区别在于：患病率的分子是新旧病例总和，是指调查的时点断面时某地区人口内所存在某种病例总数，在慢性病流行病学调查中患病率常用来描述该病的流行状况；而发病率是新发生的病例，其分子为一定期间暴露人群中新发生的病例数，其是某一期限内所观察人口中新发病例数比例，在流行病学中急性传染病通常用发病率作指标来描述。当某地区的某个病的发病率和病程在相当长的时间内保持稳定时，两者之间的关系可以用这个公式来描述：患病率=发病率×病程，故两者含义、用途差别较大。

习　　题

一、判断题

1. 低视力流行病学是研究引起低视力的眼科传染病的一门学科。（　）
2. 患病率和发病率表示的含义有差别。（　）
3. 在发达国家，最主要的致盲和低视力原因是白内障。（　）
4. 白内障患病率和该地区的纬度、离地球赤道远近有关。（　）
5. 沙眼目前仍是我国致盲和低视力的最主要原因。（　）
6. 全国第二次残疾人抽样调查结果显示，盲和低视力患病率比第一次全国残疾人抽样调查的结果显著下降。（　）

二、单选题

1. 下列哪种说法是正确的（　）。

（A）发病率指某特定时期内人口中新旧病例所占比例

（B）患病率指一定时期内特定人群中发生某病新病例的频率

（C）发病率的分母中不包括不会发病的人

（D）患病率和现患率不是同一个指标

（E）发病率和现患率是同一个指标

2. 某眼科研究所欲采用横断面调查研究的方法，调查白内障在人群中的分布情况，选择最合适的指标为（ ）。

（A）病死率 （B）发病率 （C）患病率 （D）死亡率 （E）二代发病率

3. 使用一种新疗法可减少某病的死亡人数，但不能治愈该病，则（ ）。

（A）该病的发病率减少 （B）该病的发病率增加 （C）该病的患病率减少

（D）该病的患病率增加 （E）只减少发病率不减少患病率

4. 发病率的分子是一定期间内某暴露人口中某病的（ ）。

（A）新发病例数 （B）现患某病的新旧病例数 （C）已感染者人数

（D）已患病例人数 （E）治愈者人数

5. 表示流行强度的术语，包括（ ）。

（A）暴发、散发、流行 （B）散发、流行、周期性

（C）流行、大流行、季节性 （D）季节性、流行、暴发

（E）季节性、周期性、长期变异

6. “视觉2020”的目标是到2020年（ ）。

（A）治愈一切盲人 （B）治愈可避免盲 （C）根除可避免盲

（D）减少可避免盲 （E）消灭可避免盲

7. 在丹麦欧洲国家，老年人首要的致盲和低视力病因是（ ）。

（A）白内障 （B）黄斑变性 （C）青光眼

（D）视神经萎缩 （E）糖尿病性视网膜病变

8. 目前中国的盲和低视力首要致病因素为（ ）。

（A）沙眼 （B）白内障 （C）糖尿病性视网膜病变 （D）青光眼 （E）黄斑变性

三、应用题

某市在进行沙眼的防治工作。该市人口数为100万人，2008年年初有8万名沙眼患者，该年新发现沙眼病人2000名。请回答： 2008年该市沙眼的发病率和患病率？（列出计算公式，不做具体计算）

（陈大复 于琨瑛）

第三章 低视力的眼科检查

第一节 病史采集

学习要点

【掌握】低视力患者的病史采集技巧。

【熟悉】低视力患者的病史采集内容。

【了解】低视力患者的病史采集的重要意义。

难点和分析

低视力患者的病史采集非常重要，它可以帮助医生了解低视力患者来就诊的目的、一般情况、全身病史及眼科病史、日常活动能力、目前视觉情况，从而指导低视力患者的治疗。

习题

一、判断题

1. 视力的损失是一个负性应激源。（ ）
2. 低视力患者都是眼部有疾病，所以不需要询问全身病史。（ ）
3. 病史采集时要有温和的态度，以聊天的形式而不是专业的形式发问。（ ）
4. 病史采集包括患者的一般情况、全身病史及眼科病史、日常活动能力、目前视觉情况。（ ）

二、多选题

1. 低视力患者的病史采集内容包括（ ）。
（A）一般情况 （B）全身病史 （C）日常活动能力
（D）目前视觉情况 （E）眼科病史
2. 询问患者一般情况，包括（ ）。
（A）姓名、性别、年龄 （B）询问教育情况 （C）收入情况
（D）职业背景 （E）家族史，特别是遗传史
3. 询问患者一般眼科病史和治疗过程包括（ ）。
（A）教育情况 （B）手术史 （C）内科治疗病史
（D）目前视觉情况 （E）最近一次检查眼睛的时间和结论
4. 询问日常活动能力，包括（ ）。
（A）室内活动能力 （B）室外活动能力 （C）专业技能能力

（D）收入情况　　　　（E）教育情况

5. 询问目前视觉情况，包括（　）。

（A）是否能阅读报纸杂志或大字印刷本

（B）是否能看清街道路牌、交通信号灯

（C）分辨颜色有无困难

（D）是否能看清人脸

（E）白天是否有怕光现象

第二节　低视力的视功能检查

学习要点

【掌握】 低视力患者的视功能检查技巧。

【熟悉】 低视力患者的视功能检查内容。

【了解】 低视力患者视功能检查的重要意义。

难点和分析

低视力的视功能检查包括视力检查、眼屈光检查、对比敏感度检查、视野检查、眩光检查、立体视觉检查、色觉、视觉电生理检查。它分为视觉心理物理学检查（如视力、视野、对比敏感度、立体视、色觉）和视觉电生理检查两大类。

一、视力

视力（visual acuity）即视锐度，它代表形觉功能。通常所说的视力是指中心视力，它反映功能最敏锐的视网膜黄斑中心凹的视力。世界卫生组织的标准规定，较好眼的矫正视力低于0.3为低视力，低于0.05为盲。

对于低视力患者，视力是低视力的诊断标准之一，是选择低视力助视器的主要依据，并可以评价常见眼病治疗前后的疗效。由于视力检查对于低视力患者的重要性，再加上低视力患者本身的眼病会影响视力检查，因此最好由受过专门训练的医生或护士进行检查。

二、眼屈光检查

低视力患者到低视力门诊后都要重新进行细致的屈光检查，以判断患者视力是否可以通过屈光矫正来提高。临床实践中往往发现相当一部分低视力患者，尤其是高度屈光不正的低视力患者，在给予细致验光后矫正视力能达0.3以上。

三、视觉对比敏感度检查

对比敏感度（contrast sensitivity function，CSF）检查，视力检查反映的是高对比度（黑白反差明显）下的分辨能力。Snellen视力表所测得的20／20的视力，只表明在视觉对比敏感度曲线上最后一个点的情况，即在最大或100%对比情况下，测定识别微小细节（高空间频率）的能力。而对比敏感度函数是在不同空间频率下检测所能看清正弦波光栅的倒数，反映了人眼对不同对比度情况下真实的分辨能力，较好地反映了自然生活状态下的视觉功能状态。对比敏感度的检查，对于眼科临床，特别是低视力门诊非常重要。对比敏感度的检查可以作为评价各种疾病的视网膜功能的指标之一，并可早期发现疾病、预测术后视力效果；对于低视力患者，也可以通过对比敏感度的监测，提供视觉疾病的鉴别和病情监测，判断整个视觉系统的功能状态。

四、视野检查

视野（visual field）是指当眼向前方固视某一点时所能看到的空间范围，亦称周边视力。相对于视力的中心视锐度而言，它反映的是周边视网膜即黄斑部注视点以外的视力。距注视点30°以内的范围称为中心视野，30°以外的范围为周边视野。

视野是视功能的一个重要方面，世界卫生组织规定视野小于10°者，即使中心视力正常也属于盲。某些疾病可能中心视力较好，但往往视野存留小于10°，也属于盲的范畴，如晚期青光眼、视网膜色素变性等。

视野检查属于心理物理学检查，反映的是被检查者的主观感觉，需要被检查者的配合，因此在检查前需向被检查者说明检查的必要性和注意事项。视野检查结果对于某些眼病的诊断、判断眼病的发展过程、预后和治疗的效果具有重要意义。

低视力患者的康复过程中，有视野缺损者远较无视野缺损者来得困难，因此在视功能检查中要重视视野，同时在助视器验配过程中也要根据低视力患者的实际视野作相应的弥补视野的处理。

视野检查分为动态视野检查和静态视野检查。

五、眩光检查

眩光（glare）检查是与对比敏感度检查密切相关的一种视功能检查方法。

由于各种原因引起低视力患者的眩光，将造成患者的不适或视力下降。特别是物品之间的对比度的降低，将导致低视力患者在室内活动的困难。眩光分为不适眩光和失能眩光。前者是指由于散射光线导致视觉不适，而不影响分辨率或视力的情况。后者是指由于散射光线在眼内使视网膜成像重叠、视网膜成像的对比度下降，降低了视觉效能和清晰度，甚至不能视物。

六、立体视觉检查

立体视觉（stereoscopicvision）也称深度觉（depth perception），是感知物体立体形状及不同物体之间远近关系的能力，立体视觉一般须以双眼单视为基础。许多职业要求有良好的立体视觉，如驾驶员、飞行员、画家、雕塑家以及从事机械精细加工和微电子的人员。在眼科临床中，对斜视、弱视、屈光不正、视力疲劳和某些眼病均需检查立体视觉。

七、色觉检查

常见的色觉障碍是一种性连锁隐性遗传的先天性异常，后天性色觉异常又称获得性色觉异常，任何从视网膜到大脑视皮层间的视路上所发生的损害都可以引起后天性色觉异常，如颅脑疾病、某些眼病、全身疾病及中毒等。

八、视觉电生理检查

视觉电生理检查是利用仪器检测眼部生物电活动以了解视觉功能的一种方法。它包括眼电图、视网膜电图和视觉诱发电位。

视觉电生理检查是一种客观视功能检查方法，因此可用于检查不合作的儿童、智力低下的患者及诈盲者的视功能。对低视力患者，还可以判断使用助视器和功能性训练的治疗效果。

习 题

一、判断题

1. 低视力的视功能检查包括视觉心理物理学检查和视觉电生理检查两大类。（ ）
2. 世界卫生组织的标准规定，较好眼的矫正视力低于0.3为低视力，低于0.05为盲。（ ）
3. 对于低视力患者，视力是低视力唯一的诊断标准。（ ）
4. 通常所说的视力是指中心视力，它反映功能最敏锐的视网膜黄斑中心凹的视力。（ ）
5. 视力检查的最终目的即是测出眼能辨别两点时的最小视角。（ ）
6. 低视力门诊的视力检查使用普通门诊使用的视力表。（ ）
7. 如指数在5cm处仍不能识别，则检查手动。（ ）
8. 如果眼前手动不能识别，则检查光感，记录“光感”或“无光感”。（ ）
9. 低视力患者的视力较差，到低视力门诊后不需要重新进行细致的屈光检查。（ ）
10. 视力检查反映的是高对比度（黑白反差明显）下的分辨能力。（ ）
11. 视野是指当眼向前方固视某一点时所能看到的空间范围，亦称中心视力。（ ）
12. 相对于视力的中心视锐度而言，视野反映的是周边视网膜即黄斑部注视点以外的视力。（ ）
13. 世界卫生组织规定视野小于10° 者，即使中心视力正常也属于盲。（ ）
14. 光敏度相同的点构成了该视标检测的等视线，而由不同视标检测出的等视线绘成了“视野岛”。（ ）
15. 正常人动态视野的平均值为：上方56°，下方74°，鼻侧65°，颞侧91°。（ ）
16. 视神经乳头在视野上为一椭圆形视野缺损，此为生理性的，又叫生理盲点。（ ）
17. 在视野范围内，除生理盲点外，出现其他任何暗点均为病理性暗点。（ ）
18. 眩光检查是与对比敏感度检查完全无关的一种视功能检查方法。（ ）
19. 立体视觉是感知物体立体形状及不同物体之间远近关系的能力。（ ）
20. 常见的色觉障碍是一种性连锁显性遗传的先天性异常。（ ）

二、单选题

1. 人眼能分辨出两点的最小视角是（ ）视角。

（A）1’ （B）5’ （C）10’ （D）3’

2. 一般远视力检查的距离为（ ）。

（A）6m （B）2.5m （C）3m （D）5m

3. 一般近视力检查的距离为（ ）。

（A）20cm （B）30cm （C）40cm （D）50cm

4. 受检眼离视力表距离为3m看见实际应在5m远看见的1.0视标，则其视力为（ ）。

（A）0.2 （B）0.6 （C）0.4 （D）0.5

5. 某些眼病识别白纸黑字视力表正常，而难以识别灰纸黑字的视力表，应该建议其检查（ ）。

（A）对比敏感度视力 （B）视野检查 （C）眼电生理检查 （D）近视力检查

6. 距注视点（ ）以内的范围称为中心视野。

（A）10° （B）20° （C）30° （D）40°

7. （ ）以外的范围为周边视野。

（A）10°　（B）20°　（C）30°　（D）40°

8. Amsler方格表特别是对哪种疾病的检查具有重要意义。（ ）
（A）后巩膜葡萄肿　（B）白内障　（C）青光眼　（D）黄斑病变

9. 颞侧偏盲一般为哪个部分病变所引起。（ ）
（A）视放线上方纤维束
（B）视交叉病变
（C）脑皮质疾患
（D）距状裂上唇病变

10. 青光眼的早期视野缺损，视野表现为（ ）。
（A）象限盲　（B）偏盲　（C）扇形尖端位于中心注视点　（D）鼻侧阶梯

三、多选题

1. 低视力的视功能检查包括（ ）。
（A）对比敏感度检查　（B）视力检查　（C）视觉电生理检查
（D）眩光检查　（E）眼屈光检查

2. 常用于低视力检查的远用视力表有（ ）。
（A）红绿视力表　（B）LogMAR视力表　（C）China LogMAR视力表
（D）EDTR视力表　（E）Amsler方格表

3. 常用于低视力检查的近用视力表有（ ）。
（A）对数近视力表　（B）Amsler方格表　（C）LogMAR近视力表
（D）红绿视力表　（E）LogMAR中文近视力表

4. 视网膜视力检查法可用于（ ）的视力检查。
（A）青光眼　（B）白内障　（C）高度近视　（D）高度远视　（E）斜视

5. 客观验光法主要的方法是（ ）。
（A）视网膜检影法　（B）超声波检查　（C）自动验光仪法
（D）电生理检查　（E）角膜曲率计法

6. 主观验光法包括（ ）。
（A）球镜片法　（B）红绿二色试验法　（C）柱镜法
（D）交叉柱镜法　（E）自动主观验光仪法

7. 某些疾病可能中心视力较好，但往往视野存留小于10° 也属于盲的范畴，如（ ）。
（A）高度远视　（B）晚期青光眼　（C）视网膜色素变性
（D）斜视　（E）白内障

8. 视野检查分为（ ）。
（A）动态视野检查　（B）静态视野检查　（C）对比度视野检查
（D）眼电生理检查　（E）视网膜视野检查

9. 常用的视野检查的方法（ ）。
（A）平面视野计　（B）对比法　（C）弧形视野计
（D）Goldmann视野计　（E）自动视野计

10. 视觉电生理检查包括（ ）。
（A）眼电图　（B）视网膜电图　（C）Titmus试验
（D）视动性眼震　（E）视觉诱发电位

11. 常见的病理性视野有（ ）。

（A）向心性视野缩小 （B）扇形视野缺损 （C）同侧偏盲

（D）对侧偏盲 （E）弓形暗点

12. 眩光分为（ ）。

（A）不适眩光 （B）失能眩光 （C）复视 （D）散光 （E）局部眩光

13. 检查立体视觉可以使用（ ）。

（A）Frisby （B）综合验光仪 （C）同视机

（D）Titmus （E）颜少明立体视觉检查图

14. 色觉检查方法为一种主观检查方法，主要有以下几种（ ）。

（A）红绿视标 （B）假同色检查法 （C）彩色毛线试验法

（D）色觉镜 （E）FM—100色彩试验

第三节 眼部检查

学习要点

【掌握】 低视力患者的眼部检查技巧。

【熟悉】 低视力患者的眼部检查内容。

【了解】 低视力患者眼部检查的重要意义。

难点和分析

低视力患者应接受常规的眼科检查，包括一般检查、裂隙灯生物显微镜检查、检眼镜检查和眼科必要的辅助检查，如眼底血管造影和眼科影像学检查等。如果患者的眼部病变仍在活动，则应先治疗眼部活动性病变；只有当眼部活动性病变得到有效地控制变为陈旧性病变时，而且经眼科的各种治疗手段治疗无效时，要考虑使用助视器。

习 题

一、判断题

1. 眼部的一般检查主要观察对象是眼附属器的情况。（ ）
2. 眼压是低视力患者的眼压检查必要的项目之一。（ ）
3. 眼底血管造影检查不需要注射造影剂。（ ）
4. 裂隙灯显微镜由两系统组成，即供照明的光源投射系统及供观察的放大系统。（ ）
5. 常用的检眼镜有直接和间接两种。（ ）
6. 眼底血管造影是将造影剂从肘静脉注入，利用特定滤光片和眼底照相机，拍摄眼底血管及其灌注的过程。（ ）

二、多选题

1. 低视力患者应接受常规的眼科检查包括（ ）。

（A）一般检查 （B）裂隙灯生物显微镜检查 （C）检眼镜检查

（D）角膜地形图检查 （E）眼科必要的辅助检查

2. 结膜检查须观察（ ）。

（A）有无异常充血水肿 （B）疤痕 （C）挤压泪囊有无分泌物溢出

（D）有无滤泡　　　　　　（E）睑球粘连

3. 眼部的一般检查主要观察对象是眼附属器的情况，包括（　）。

（A）眼睑　（B）泪器　（C）眼球位置及运动　（D）结膜　（E）眼眶

4. 裂隙灯显微镜检查主要用于检查（　）。

（A）结膜　（B）角膜　（C）前房　（D）虹膜　（E）晶体和前部玻璃体

5. 角膜混浊的程度是（　）。

（A）水肿　（B）角膜点染　（C）云翳　（D）斑翳　（E）白斑

6. 眼底检查记录内容包括（　）。

（A）边界　（B）视盘大小　（C）形状　（D）颜色　（E）病理凹陷

7. 眼底血管造影分为（　）。

（A）视网膜造影　（B）荧光素血管造影　（C）中心造影

（D）视乳头造影　（E）吲哚青绿血管造影

第四节　眼科影像检查

学习要点

【掌握】低视力患者的眼科影像检查技巧。

【熟悉】低视力患者的眼科影像检查内容。

【了解】低视力患者眼科影像检查的重要意义。

难点和分析

随着现代医学影像学检查技术的迅速发展，影像学显示能力不断提高，其应用范围越来越广，影像学检查在眼科疾病的诊断和治疗方案制定过程中起着越来越重要的作用。包括：①X线检查和电子计算机断层扫描；②磁共振成像；③眼部超声检查；④光学相干断层扫描；⑤广角数码儿童视网膜成像系统；⑥角膜地形图。

习　题

一、判断题

1. MRI在水肿、脱髓鞘及血管等病变的成像方面不如CT。（　）
2. OCT技术可以在活体上获得类似于眼组织病理改变的影像。（　）

二、多选题

1. 可由X线或CT扫描显示出来眼部异常包括（　）。

（A）眼眶骨折　（B）异物　（C）肿瘤　（D）肿瘤钙化　（E）炎性肿物

2. 目前临床常用的眼部超声检查有（　）。

（A）A型超声　（B）B型超声　（C）超声Doppler　（D）MRI　（E）超声生物显微镜

3. 角膜地形图的作用是（　）。

（A）检测角膜屈光力

（B）研究角膜前表面形态

（C）分析角膜散光

（D）角膜前表面任意点的曲率

（E）圆锥角膜的定量

4. 影像学检查技术包括（ ）。

（A）X线检查和电子计算机断层扫描

（B）磁共振成像

（C）眼部超声检查

（D）光学相干断层扫描

（E）角膜地形图

（董凌燕）

第四章

低视力助视器

第一节　光学助视器

一、光学助视器概述

学习要点

【掌握】 低视力康复的基本原理。

【熟悉】 远视力与近视力的比较分析。

【了解】 视力低下诱因的分类及对于低视力矫正的影响。

难点和分析

1. 离焦对于低视力矫正的影响。

分析：目标光线入眼后所成的焦像面偏离视网膜的现象称为离焦。

解决：低视力眼的屈光定量比具有正常矫正视力的屈光定量困难得多，首先是客观屈光定量受限，由于很多低视力患者的屈光介质混浊，使得依赖评估视网膜反光性质的客观验光手段受到限制。其次是患者对主观屈光定量缺乏矫正效果的评价，由于低视力患者通常视力很差，对于主观验光时增减光学试片的焦量、修正柱镜轴位等视网膜投照光微量聚散变化缺乏主观评价。

2. 离像对于低视力矫正的影响。

分析：虽经药物、手术和适当的屈光矫正，目标光线入眼后仍不能形成焦像，或形成的焦像不能被视网膜敏锐感知，或焦像被视网膜感知后不能传抵视觉中枢的现象，称为离像。

解决：离像分为散射离像、感知离像和传导离像，以散射离像性低视力光学助视器矫正效率最低。

习　题

（一）判断题

1. 中心视力是指视网膜黄斑中心凹对两注视目标间距的分辨阈值。（　）
2. 低视力患者的远视力与近视力在理论上应该相等。（　）
3. 近视未彻底矫正远视力优于近视力。（　）

4. 老视未彻底矫正近视力优于远视力。（　）
5. A目标尺寸较B目标大，在视网膜上所成的像也大，产生的视觉冲动也强烈。（　）
6. 两个大小相同的目标，距眼20cm处目标的视网膜影像是距眼40cm处目标视网膜影像的2倍。（　）
7. 凸透镜焦量越大则射出角越大。（　）
8. 视力低下的诱因分为离焦和离像两类。（　）
9. 离焦性低视力的患病率较高。（　）
10. 传导离像可以采用比预计的倍率更低的助视器来矫正。（　）

（二）单选题

1. 不借助任何矫正工具所测得的最佳视力称为（　）。
（A）裸眼视力　（B）矫正视力　（C）康复视力　（D）塑形视力
2. 借助光学透镜引出的最佳视力称为（　）。
（A）裸眼视力　（B）矫正视力　（C）康复视力　（D）塑形视力
3. 远视力表视标和近视力表视标的边宽或整体高度与检测距离（　）。
（A）无关　（B）反比例　（C）负相关　（D）正相关
4. 远视力表视标和近视力表视标虽然大小尺寸不同，但在标准检查距离对被测眼所张（　）角完全相同。
（A）α　（B）视　（C）β　（D）γ
5. 远视力优于近视力见于（　）。
（A）中心视野暗点　（B）近视未彻底矫正
（C）不规则性散光　（D）角膜周边部混浊
6. 远视力优于近视力见于（　）。
（A）近视未彻底矫正　（B）老视未彻底矫正
（C）不规则性散光　（D）角膜周边部混浊
7. 近视力优于远视力见于（　）。
（A）老视未彻底矫正　（B）近视未彻底矫正
（C）角膜中央部混浊　（D）中心视野暗点
8. 近视力优于远视力见于（　）。
（A）老视未彻底矫正　（B）晶状体周边部混浊
（C）角膜中央部混浊　（D）中心视野暗点
9. 距离不变时，目标的尺寸增大则（　）。
（A）视角增大　（B）视网膜影像缩小
（C）视觉冲动经减少　（D）受到光线刺激的视细胞减少
10. 距离不变时，目标的尺寸增大则（　）。
（A）视角缩小　（B）视网膜影像增大
（C）视觉冲动经减少　（D）受到光线刺激的视细胞减少
11. 目标尺寸大小相同，距离注视眼越近则（　）。
（A）视角增大　（B）视网膜影像缩小
（C）视觉冲动经减少　（D）受到光线刺激的视细胞减少
12. 目标尺寸大小相同，距离注视眼越近则（　）。

（A）视角缩小　　（B）视网膜影像增大

（C）视觉冲动经减少　（D）受到光线刺激的视细胞减少

13. 在目标尺寸和注视距离不变的情况下，目标发出的光线经过光学放大装置后的射出角大于入射角，则（　）。

（A）视角增大　　（B）视网膜影像缩小

（C）视觉冲动经减少　（D）受到光线刺激的视细胞减少

14. 在目标尺寸和注视距离不变的情况下，目标发出的光线经过光学放大装置后的射出角大于入射角，则（　）。

（A）视角缩小　　（B）视网膜影像增大

（C）视觉冲动经减少　（D）受到光线刺激的视细胞减少

15. 康复远距离视力，又称（　）。

（A）操作视力　（B）行动视力　（C）阅读视力　（D）办公视力

16. 目标光线入眼后所成的（　）的现象称为离焦。

（A）不能传抵视觉中枢　（B）不能被视网膜感知

（C）不能形成焦像　（D）焦像面偏离视网膜

（三）多选题

1. 借助光学助视器引出的最佳（　）称为康复视力。

（A）近视力　（B）远视力　（C）手动视力　（D）中距离视力　（E）数指视力

2. 远视力与近视力的实测差异是因为（　）。

（A）近视力倚赖调节完成

（B）近视力在集合的条件下完成

（C）视近时瞳孔缩小

（D）视近时增加了景深

（E）视近时遮盖了周边视网膜的功能

3. 远视力优于近视力见于（　）。

（A）中心视野暗点　（B）近视未彻底矫正　（C）老视未彻底矫正

（D）角膜中央部混浊　（E）晶状体中央部混浊

4. 近视力优于远视力见于（　）。

（A）不规则性散光　（B）近视未彻底矫正　（C）角膜周边部混浊

（D）晶状体周边部混浊　（E）视远性眼球震颤

5. 距离不变时，目标的尺寸增大则（　）。

（A）视角增大　（B）视网膜影像增大　（C）视觉冲动经增加

（D）受到光线刺激的视细胞增加　（E）视中枢兴奋性增加

6. 目标尺寸大小相同，距离注视眼越近则（　）。

（A）视角增大　（B）视网膜影像增大　（C）视觉冲动经增加

（D）受到光线刺激的视细胞增加　（E）视中枢兴奋性增加

7. 在目标尺寸和注视距离不变的情况下，目标发出的光线经过光学放大装置后的射出角大于入射角，则（　）。

（A）视角增大　（B）视网膜影像增大　（C）视觉冲动经增加

（D）受到光线刺激的视细胞增加　（E）视中枢兴奋性增加

8. 康复近距离视力，又称（　）。
（A）操作视力　（B）行动视力　（C）阅读视力　（D）办公视力
9. 虽经药物、手术和适当的屈光矫正，目标光线入眼后（　）的现象，称为离像。
（A）不能传抵视觉中枢　（B）不能被视网膜感知
（C）不能形成焦像　　　（D）焦像面偏离视网膜
10. 离像性低视力主要分为（　）。
（A）散射离像　（B）感知离像　（C）屈光离像　（D）传导离像

二、远距离专用光学助视器

学习要点

【掌握】 残余远视力与远用望远镜助视器放大倍率的相关性。
【熟悉】 远用望远镜助视器矫正离像的原理。
【了解】 远用望远镜助视器矫正离焦的原理。

难点和分析

1. 根据现存低远视力求矫正望远镜倍率。

分析：利用远用望远镜助视器的角性放大的原理将0.4远视标的标高放大到与残余视力的标高等大。

解决：视标的标高与视标的视角正相关，而视标的视角与视标的小数视力值负相关，故远助视器的放大倍率也可以用0.4与残余小数远视力的比值来表示。

2. 远用望远镜助视器矫正离焦的原理。

分析：可采用目镜后眼镜、望远镜调焦和物镜帽矫正离焦性低视力，掌握物镜帽的定量。

解决：物镜帽的定量方法为将离焦处方除以远用望远镜倍率的平方。

习　题

（一）判断题

1. 近用望远镜分为伽利略望远镜和开普勒望远镜。（　）
2. 伽利略望远镜目镜的第二主焦点与物镜的第二主焦点相重合。（　）
3. 开普勒望远镜目镜的第二主焦点与物镜的第二主焦点相重合。（　）
4. 开普勒缺点是像差较大，不能制作高倍率望远镜。（　）
5. 0.4远视标的标高在12.5m处对被测眼张5′视角。（　）
6. 矫正低远视力的核心目标是通过望远镜的角性放大作用将0.4远视标的标高放大到与残余视力所能看到的最小视标等大。（　）
7. 若将0.4视标用望远镜放大到0.2视标那么大，则矫正视力为0.2患者在5m处就能看清0.4视标。（　）
8. 患者的低远视力为0.1，则使患者看清0.4视标的矫正望远镜放大倍率为5倍。（　）
9. 患者的低远视力为0.2，则使患者看清0.4视标的矫正望远镜放大倍率分别为2.5倍。（　）

10. 低远视力的矫正特点在于注视距离为0.4m固定不变。（　）
11. 所有的低视力的矫正都是以残余视力为依据的。（　）
12. 目镜后眼镜矫正法即利用望远镜的角性放大作用，将常规光学眼镜所看到的相对清晰的影像放大。（　）
13. 屈光不正眼在应用远用望远镜助视器时，可通过适当调整望远镜的镜筒长度，使入眼光线聚焦于视网膜。（　）
14. 旋动望远镜的调焦手轮使镜筒长度发生变化，将调焦手轮的旋程所表征的镜筒长度折合成近视或远视屈光焦量，就是望远验光仪。（　）
15. 屈光不正焦度与物镜帽的焦度负相关。（　）
16. 望远镜的倍率为3倍，患眼屈光不正为-11.25D，则物镜帽的焦度为-1.25D。（　）
17. 望远镜的倍率为3倍，患眼屈光不正为-15.75D，则物镜帽的焦度为-1.75D。（　）
18. 眼镜式远用望远镜的视距范围约可达无限远。（　）
19. 盔式远用望远镜由额带和顶带围成头盔，附有单目望远镜。（　）
20. 无晶体眼相当于大约-12.00D的目镜，患者将+3.00D的手持放大镜放置在眼前25cm处，可获得4.0×的放大效果。（　）

（二）单选题

1. 伽利略望远镜，目镜为比物镜焦量大得多的（　）。
（A）负透镜　（B）正透镜　（C）偏振镜　（D）柱镜
2. 开普勒望远镜，目镜为比物镜焦量大得多的（　）。
（A）负透镜　（B）正透镜　（C）偏振镜　（D）柱镜
3. 伽利略望远镜的物镜焦度为+4.00D，目镜焦度为-12.00D，则望远镜的放大倍率为（　）倍。
（A）1　（B）2　（C）3　（D）4
4. 伽利略望远镜的物镜焦度为+4.50D，目镜焦度为-9.00D，则望远镜的放大倍率为（　）倍。
（A）5　（B）2　（C）3　（D）4
5. 开普勒望远镜的物镜焦度为+4.00D，日镜焦度为16.00D，则望远镜的放大倍率为（　）倍。
（A）1　（B）2　（C）3　（D）4
6. 开普勒望远镜的物镜焦度为+3.00D，目镜焦度为24.00D，则望远镜的放大倍率为（　）倍。
（A）5　（B）8　（C）3　（D）4
7. 伽利略望远镜缺点是（　）。
（A）不支持立体视觉　（B）视野小　（C）视像质差　（D）分量重
8. 开普勒望远镜优点是（　）。
（A）支持立体视觉　（B）视野大　（C）视像质好　（D）分量轻
9. 通常将低视力眼能看清（　）远视标作为远视力康复的最低标准。
（A）0.5　（B）0.3　（C）0.4　（D）1.0
10. 若标准检测距离为5m，则小数视力0.4等于分数视力（　）。
（A）5/15　（B）5/10　（C）5/12.5　（D）5/12

11. 矫正低远视力的核心目标是：将0.4标高放大到与残余视力所能看到的最小视标的（ ）等大。

（A）距离 （B）标高 （C）间隔 （D）每条边宽度

12. 残余视力所能看到的最小视标对患眼所张的视角为（ ）。

（A）盲角 （B）最小视角 （C）视角 （D）最大视角

13. 标准注视距离为5m，通过tan5’= 0.4标高/1250计算，0.4的标高为（ ）。

（A）1.828 （B）1.822 （C）2.818 （D）1.818

14. 标准注视距离为5m，通过tan5’= 0.2标高/2500计算0.2的标高为（ ）。

（A）2.635 （B）3.535 （C）3.635 （D）3.625

15. 患者的低远视力为0.05，则使患者看清0.4视标的矫正望远镜放大倍率为（ ）（计算取整数值）。

（A）5 （B）6 （C）7 （D）8

16. 患者的低远视力为0.06，则使患者看清0.4视标的矫正望远镜放大倍率为（ ）（计算取整数值）。

（A）5 （B）6 （C）7 （D）8

17. 患者的低远视力为0.126，则使患者看清0.4视标的矫正望远镜放大倍率为（ ）（计算取整数值）。

（A）2 （B）3 （C）4 （D）5

18. 患者的低远视力为0.16，则使患者看清0.4视标的矫正望远镜放大倍率为（ ）（计算取整数值）。

（A）2 （B）3 （C）4 （D）2.5

19. 低远视力的矫正特点在于注视距离为（ ）m固定不变。

（A）2.5 （B）3 （C）4 （D）5

20. 低远视力的矫正是根据患者的残余低远视力去选择能使患眼看清（ ）低远视标的远用望远镜倍率。

（A）0.2 （B）0.25 （C）0.4 （D）0.3

21. 低远视力的矫正是以（ ）为依据的。

（A）裸眼视力 （B）矫正残余视力 （C）康复视力 （D）近视力

22. 低远视力的矫正若放大倍率过高，会导致（ ）。

（A）视野扩大 （B）视野缩小 （C）清晰度下降 （D）注视距离缩短

23. 将配戴眼适宜的屈光不正处方制作成常规光学眼镜，根据配戴者的瞳距在镜架上安放远用助视器的方法称为（ ）。

（A）物镜帽矫正法 （B）阅读帽矫正法

（C）调焦矫正法 （D）目镜后眼镜矫正法

24. 在常规眼镜前方固定远用双目望远镜远用单目望远助视器的方法称为（ ）。

（A）物镜帽矫正法 （B）阅读帽矫正法

（C）调焦矫正法 （D）目镜后眼镜矫正法

25. 伽利略望远镜，当缩短镜筒时，适用于（ ）。

（A）近视眼 （B）正视眼 （C）远视眼 （D）散光眼

26. 开普勒望远镜，当缩短镜筒时，适用于（ ）。

（A）近视眼　（B）正视眼　（C）远视眼　（D）散光眼

27. 伽利略望远镜，当缩短镜筒时，倍率（　）。
（A）下降　（B）增加　（C）不变　（D）正相关变化

28. 伽利略望远镜，当延长镜筒时，倍率（　）。
（A）下降　（B）增加　（C）不变　（D）负相关变化

29. 通过调整望远镜的镜筒长度来改变射出光线的聚散度并不能矫正被测眼的（　）。
（A）散光　（B）近视　（C）远视　（D）老视

30. 物镜帽的焦度与（　）负相关。
（A）望远镜倍率　（B）屈光不正焦度
（C）望远镜倍率的平方　（D）屈光不正焦度的平方

31. 望远镜的倍率为2.5倍，患眼屈光不正为−9.25D，则物镜帽的焦度为（　）D。
（A）−1.50　（B）−1.00　（C）−1.75　（D）−2.00

32. 望远镜的倍率为2倍，患眼屈光不正为−7.00D，则物镜帽的焦度为（　）D。
（A）−1.50　（B）−1.00　（C）−1.75　（D）−2.00

33. 望远镜的倍率为3倍，患眼屈光不正为−13.50D，则物镜帽的焦度为（　）D。
（A）−1.50　（B）−1.00　（C）−1.75　（D）−2.00

34. 望远镜的倍率为2.5倍，患眼屈光不正为−11.00D，则物镜帽的焦度为（　）D。
（A）−1.50　（B）−1.00　（C）−1.75　（D）−2.00

35. 伽利略望远镜，套接负透镜物镜帽，倍率（　）。
（A）下降　（B）增加　（C）不变　（D）正相关变化

36. 伽利略望远镜，套接正透镜物镜帽，倍率（　）。
（A）下降　（B）增加　（C）不变　（D）负相关变化

37. 卡式远用望远镜适用于患者（　）。
（A）验光结果不明确　（B）散光过大
（C）有合适的矫正眼镜　（D）远视眼

38. 卡式远用望远镜的特征不包括（　）。
（A）焦距不可调整　（B）伽利略式望远镜
（C）焦距可调整　（D）放大倍率2.0~3.0×

39. 盔式远用望远镜的特征包括（　）。
（A）承重好　（B）开普勒式望远镜　（C）放大倍率为4.0×-8.0　（D）单目

40. 单目远用望远镜的特征包括（　）。
（A）焦距不可调整　（B）伽利略式望远镜
（C）焦距可调整　（D）放大倍率2.0~3.0×

41. 接触镜望远镜适用于（　）。
（A）低度近视眼　（B）高度近视眼　（C）高度远视眼　（D）高度散光眼

42. 近视眼−7.50D，为获得2.0×的放大效果，需要戴（　）框架眼镜和接触镜的组合。
（A）+3.75、−7.50　（B）+7.50、−15.00　（C）+15.00、−7.50　（D）−3.75、+7.50

（三）多选题

1. 望远镜的主要光学结构包括（　）。
（A）物镜　（B）反光镜　（C）手轮　（D）目镜　（E）光标

2. 平行光线通过伽利略望远镜光学结构后的（　）。
（A）产生放大直立的像　（B）射出角大于入射角
（C）射出角小于入射角　（D）产生了角性放大作用　（E）产生放大倒立的像
3. 平行光线通过开普勒望远镜光学结构后（　）。
（A）产生放大直立的像　（B）射出角大于入射角
（C）射出角小于入射角　（D）产生了角性放大作用　（E）产生放大倒立的像
4. 伽利略望远镜优点是（　）。
（A）支持立体视觉　（B）视野大　（C）视像质好　（D）分量轻　（E）倍率高
5. 通常将低视力眼能看清（　）远视标作为远视力康复的最低标准。
（A）5/15　（B）0.3　（C）0.4　（D）5/12.5　（E）5/12
6. 若残余远视力在5m处能看清的最小视标的标高为h，则康复标准为通过望远镜的角性放大作用（　）。
（A）在5m处观察　（B）在12.5m处观察　（C）在任意距离
（D）使0.4与h等大　（E）使h与0.4等大
7. 标准注视距离为5m，0.4的标高和0.2的标高分别为（　），故残余视力0.2适用的助视器为2倍。
（A）1.828　（B）1.822　（C）1.818　（D）3.635　（E）3.625
8. 患者的低远视力为0.08和0.1，则使患者看清0.4视标的矫正望远镜放大倍率分别为（　）（计算取整数值）。
（A）5　（B）4　（C）6　（D）7　（E）8
9. 患者的低远视力为0.2和0.25，则使患者看清0.4视标的矫正望远镜放大倍率分别为（　）（计算取整数值）。
（A）2　（B）1.5　（C）3　（D）2.5　（E）3.5
10. 低远视力的矫正特点在于注视距离和矫正视力分别为（　）。
（A）5m　（B）2.5m　（C）0.2m　（D）0.4m　（E）0.3m
11. 在远用助视器实际验配时，应以看清0.4视标为起点，逐渐降低放大倍率，使被测者在（　）二者间找到相对理想的平衡点。
（A）清晰度　（B）视野范围　（C）注视距离　（D）双眼平衡　（E）深度觉
12. 目镜后眼镜矫正法适宜在常规眼镜前方固定（　）。
（A）单目望远镜助视器　（B）物镜帽　（C）双目望远镜助视器
（D）阅读帽　（E）放大镜
13. 伽利略望远镜，当缩短和延长镜筒过程中，分别适用于（　）。
（A）近视眼　（B）正视眼　（C）远视眼　（D）散光眼　（E）老视眼
14. 开普勒望远镜，缩短和延长镜筒的过程中，倍率分别（　）。
（A）下降　（B）增加　（C）不变　（D）正相关变化　（E）负相关变化
15. 若选择采用目镜后眼镜，高度近视眼镜片的缺点为（　）。
（A）周边部无效区厚而沉重　（B）中心部无效区厚而沉重
（C）整体分量很重　（D）视野缩小　（E）光学影像畸变较为严重
16. 验光处方为-8.00-3.00×165，望远镜助视器的放大倍率为2×，则物镜帽处方为（　）。

（A）-2.25-0.75×165　（B）-2.00-0.75×165　（C）-2.00-0.50×165
（D）-2.50-0.75×165　（E）-2.75+0.75×75

17. 验光处方为-12.50-1.50×105，望远镜助视器的放大倍率为2.5×，则物镜帽处方为（　）。
（A）-2.00-0.50×105　（B）-2.00-0.25×105　（C）-2.25-0.25×105
（D）-2.25-0.75×105　（E）-2.25+0.25×15

18. 眼镜式远用望远镜的特点包括（　）。
（A）焦距不可调整　（B）伽利略式望远镜　（C）焦距可调整
（D）放大倍率2.0~3.0×　（E）双目

19. 单目远用望远镜的特征包括（　）。
（A）伽利略式望远镜　（B）开普勒式望远镜　（C）可调整焦距
（D）放大倍率为4.0~8.0　（E）无立体视觉

20. 近视眼-9.00D，为获得2.0×的放大效果，需要配戴框架眼镜和接触镜的焦度分别为（　）。
（A）+9.00D　（B）-9.00D　（C）-18.00D　（D）+18.00D　（E）-27.00D

三、近距离（中距离）专用光学助视器

学习要点

【掌握】根据现存低近视力求助视器的注视距离和总焦度。

【熟悉】近用助视眼镜、复式近用助视眼镜、近用望远镜助视器、立式放大镜和手持放大镜的结构原理。

【了解】阅读帽与近用非调焦望远镜、立式放大镜与正焦度眼镜的协同作用。

难点和分析

1. 根据低近视力求助视器总焦度的简化计算公式。

分析：已知注视距离和小数视标值均与残余视角负相关，因此理论上可以简单的利用小数视标值替代注视距离进行助视器总焦度的计算。

解决：实践证实，小数视标值倒数的计算结果仅为看清0.3视标的近用助视器总焦度，通常采用1.35除以小数视标值来计算看清0.4视标的近用助视器总焦度。

2. 近用助视眼镜和复性近用助视眼镜的矫正原理。

分析：正透镜虽然有一定的角性放大作用，然而正透镜的角性放大作用与镜眼距相关，因为近用助视眼镜的镜眼距极小，所以这种角性放大作用对低视力矫正作用很小。

解决：近用助视眼镜主要并非是利用正透镜的角性放大作用来提高视力的。在戴上正透镜后，近目标的入眼光线被正透镜会聚到视网膜前方，使目标模糊不清，患者不得不将目标向注视眼移近，增加目标对注视眼的散开度，用以抵消正透镜所产生的会聚作用。由于阅读物的移近，增大了目标对于注视眼所张的视角，增大了视网膜影像，故近用助视眼镜实际上是利用距离相关性放大作用提高患眼的视力。

3. 近用望远镜助视器和阅读帽的协同原理。

分析：近目标发出的散开光线通过阅读帽的聚合后进入望远镜已成为平行光线，注视眼通过望远镜犹如在看无限远，目标即可被注视眼清晰看见。

解决：近用望远镜助视器的光学原理为采用阅读帽控制射出光线散开度，助视总焦度等于阅读帽与望远镜倍率平方的乘积，而阅读距离等于阅读帽的倒数，故近用望远镜助视器的主要目的为适当延长阅读距离。

4. 立式放大镜与正焦度眼镜的协同作用原理。

分析：立式放大镜与阅读目标之间的固定距离小于立式放大镜的凸面透镜焦距，这样目标光线通过立式放大镜凸面透镜后为散开光线，这一散开光线需要用一定量正焦度眼镜加以会聚，使之成为平行光线后入眼，清晰地成像于视网膜。

解决：立式放大镜犹如将近用助视眼镜的部分焦量转移到阅读物表面，故立式放大镜的实际意义是增大了注视距离，减轻了阅读眼镜的重量，且回避了近用助视眼镜由于阅读物过近诱发的过度集合、近光心距调整和影像畸变等复杂问题，是减轻低视力患者近读疲劳的有效方法。

5. 手持放大镜的助视原理。

分析：在物与眼之间的任意位置插入手持放大镜，就会出现物眼距、物镜距、镜眼距、物像距和眼像距等诸多可变参量与成像大小相关。因此看似简单的手持放大镜实为最难以定量分析其成像效果的光学助视工具。

解决：手持放大镜随着焦度增加焦距逐渐缩小，制约了其最大放大倍率的增加，若是根据其所需的正透镜总焦度计算手持放大镜的标准放大倍率，显然放大倍率不足以使其获得0.4近视力。可参考远用助视器的计算公式，采用0.4除以残余低近视力获得0.4视力所需的标准放大倍率。

习　题

（一）判断题

1. 0.4视标对注视眼有一定的离散度，须在注视眼前放置一焦距等于注视距离的负透镜才能恰好抵消0.4视标。（　）
2. 近用助视器的验配必须确定总焦度和注视距离。（　）
3. 低近视力为0.1，则患眼看清0.4的总焦度和注视距离为17.00D、6cm。（　）
4. 低近视力为0.25，则患眼看清0.4的总焦度和注视距离为8.50D、12cm。（　）
5. 低视力的矫正是以残余视力为依据的。（　）
6. 助视眼镜主要是利用正透镜的角性放大作用来提高视力。（　）
7. 远瞳距为72mm，注视距离为4cm，则近用助视眼镜的近光心距为4.3cm。（　）
8. 远瞳距为67mm，注视距离为18cm，则近用助视眼镜的近光心距为60cm。（　）
9. 通常在眼镜透镜上附加适量底向外的三棱镜来达到减轻双眼集合的目的。（　）
10. 若在望远镜前加+4.00D的阅读帽，则25cm的近目标通过望远镜已成为平行光线。（　）
11. 阅读距离为20cm，阅读帽焦度为+5.00D。（　）
12. 通常近用望远镜为非调焦式设计。（　）
13. 低近视力的矫正是根据残余视角求注视距离和正透镜总焦度。（　）

14. 残余近视力0.16，近用望远镜选择2.5倍。（　）
15. 若患眼近视力为0.126，则阅读帽焦度为4.25D。（　）
16. 若患眼近视力为0.2，则注视距离为30cm。（　）
17. 立式放大镜为借助固定架子与注视目标保持固定距离的凹透镜。（　）
18. Visolett放大镜的使用方法为将凸面平放于阅读物上。（　）
19. 立式放大镜与阅读眼镜同时使用可望获得较好的矫正效果。（　）
20. 立式放大镜犹如将近用助视眼镜的部分焦量转移到阅读物表面。（　）
21. 立式放大镜的焦度为+32.00D，立式放大镜与阅读眼镜间的距离为25cm，立式放大镜和阅读眼镜的总焦度为27.00D，则阅读眼镜焦度为0.714D。（　）
22. 低近视力为0.2，立式放大镜的焦度为+16.00D，阅读眼镜焦度为+3.00D，则看清0.4时立式放大镜与阅读眼镜间的距离为25.5cm。（　）
23. 可以任意改变镜眼距的近用助视眼镜称为手持放大镜。（　）
24. 手持放大镜的倍率不仅与凸透镜的焦度相关，且与物眼距、镜眼距和眼像距相关。（　）
25. 凸透镜的焦度为6.00D，则凸透镜的标准放大倍率为3倍。（　）
26. 凸透镜的焦度为30.00D，则凸透镜的标准放大倍率为5.5倍。（　）
27. 物眼距为25cm时，控制物镜距等于凸透镜的焦距，此时凸透镜的放大倍率定义为凸透镜的标准放大倍率。（　）
28. 凸透镜的放大倍率是由镜眼距决定的。（　）
29. 若想获得12.00D凸透镜理论上最大放大倍率4倍，必须将物眼距定为16cm以内。（　）
30. 手持放大镜随着焦度增加，由于焦距逐渐缩小制约了其最大放大倍率的增加。（　）

（二）单选题

1. 当0.4近视标恰好纳入被测眼的（　）视角后，视标与眼的间距即为患眼恰能看清0.4视标的注视距离。
（A）5'　（B）残余　（C）最大　（D）最小
2. 当0.4近视标恰好纳入被测眼的残余视角后，视标与眼的间距即为患眼看清0.4视标的（　）注视距离。
（A）5'　（B）残余　（C）最大　（D）最小
3. 正常眼在750mm处恰能看清0.4视标，则0.4视标的标高为（　）mm。
（A）1.09　（B）2.09　（C）3.09　（D）4.09
4. 正常眼在1500mm处恰能看清0.2视标，则0.2视标的标高为（　）mm。
（A）1.18　（B）2.18　（C）3.18　（D）4.18
5. 低近视力为0.05，则患眼看清0.4的总焦度和注视距离为（　）。
（A）27.00D、4cm　（B）22.50D、4.5cm　（C）17.00D、6cm　（D）13.50D、7.5cm
6. 低近视力为0.06，则患眼看清0.4的总焦度和注视距离为（　）。
（A）27.00D、4cm　（B）22.50D、4.5cm　（C）17.00D、6cm　（D）13.50D、7.5cm
7. 低近视力为0.126，则患眼看清0.4的总焦度和注视距离为（　）。
（A）10.50D、9.5cm　（B）8.50D、12cm　（C）6.75D、15cm　（D）5.50D、18cm
8. 低近视力为0.16，则患眼看清0.4的总焦度和注视距离为（　）。
（A）10.50D、9.5cm　（B）8.50D、12cm　（C）6.75D、15cm　（D）5.50D、18cm

9. 正透镜总焦度过高，虽然注视目标更大，但会导致（　）。

（A）目标像变形　（B）目标像模糊　（C）注视距离延长　（D）注视距离缩短

10. 正透镜总焦度过高，虽然注视目标更大，但会导致（　）。

（A）过度散开　（B）过度调节　（C）过度集合　（D）放松调节

11. 近用助视眼镜的实际意义在于（　）。

（A）增加阅读距离　（B）缩短阅读距离

（C）减轻助视器重量　（D）利用距离相关性放大作用

12. 近用助视眼镜的正焦度最低从（　）D开始，最高可达到+20.00D以上

（A）+2.00　（B）+8.00　（C）+4.00　（D）+10.00

13. 远瞳距为65mm，注视距离为10.5cm，则近用助视眼镜的近光心距为（　）mm。

（A）59　（B）56　（C）54　（D）51

14. 远瞳距为62mm，注视距离为6cm，则近用助视眼镜的近光心距为（　）mm。

（A）49　（B）44　（C）53　（D）51

15. 远瞳距为55mm，注视距离为13.5cm，则近用助视眼镜的近光心距为（　）mm。

（A）47.5　（B）51.5　（C）54　（D）51

16. 远瞳距为66mm，注视距离为7.5cm，则近用助视眼镜的近光心距为（　）mm。

（A）49　（B）50.5　（C）53　（D）52

17. 近用助视眼镜的焦度为+8.50。则双眼附加基底向内的三棱镜量值为（　）△。

（A）2.5　（B）3.5　（C）4.5　（D）5.5

18. 近用助视眼镜的焦度为+10.50。则双眼附加基底向内的三棱镜量值为（　）△。

（A）2.5　（B）3.5　（C）4.5　（D）5.5

19. 用2.0×的远用望远镜看25cm的近目标，则望远镜射出光线的离散度为（　）D。

（A）12.00　（B）16.00　（C）20.00　（D）18.00

20. 用2.5×的远用望远镜看33cm的近目标，则望远镜射出光线的离散度为（　）D。

（A）12.00　（B）16.00　（C）19.00　（D）21.00

21. 阅读距离为40cm，阅读帽焦度为（　）D。

（A）+2.00　（B）+2.75　（C）+2.50　（D）+2.25

22. 阅读距离为33cm，阅读帽焦度为（　）D。

（A）+3.00　（B）+3.75　（C）+3.50　（D）+3.25

23. 采用阅读帽精确控制了射出光线离散度的情况下，通常近用望远镜为（　）式设计，避免调焦对阅读帽功能的干扰。

（A）聚散　（B）非调焦　（C）调焦　（D）非聚散

24. 避免调焦对阅读帽功能的干扰，近用望远镜必须采用（　）精确控制射出光线离散度。

（A）阅读帽　（B）物镜帽　（C）目镜后眼睛　（D）放大镜

25. 望远镜的倍率为2.0×，阅读帽的焦度为+4.00D，则望远镜加阅读帽的总焦度为（　）D。

（A）4.00　（B）8.00　（C）2.00　（D）6.00

26. 近用望远镜助视器的实际意义在于（　）。

（A）增加阅读距离　（B）缩短阅读距离

（C）减轻助视器重量　（D）利用距离相关性放大作用

27. 残余近视力0.25，近用望远镜选择（　）倍。

（A）3　（B）2.5　（C）2　（D）1.5

28. 残余近视力0.2，近用望远镜选择（　）倍。

（A）3　（B）2.5　（C）2　（D）1.5

29. 若患眼近视力为0.05，则阅读帽焦度为（　）D。

（A）6.00　（B）7.00　（C）8.00　（D）9.00

30. 若患眼近视力为0.08，则阅读帽焦度为（　）D。

（A）6.00　（B）7.00　（C）8.00　（D）9.00

31. 若患眼近视力为0.06，则外置阅读帽焦度为（　）D。

（A）5.00　（B）4.00　（C）4.50　（D）5.50

32. 若患眼近视力为0.16，则外置阅读帽焦度为（　）D。

（A）1.00　（B）1.50　（C）0.50　（D）0

33. 立式放大镜常用焦度为（　）D~32.00D。

（A）4.00　（B）6.00　（C）8.00　（D）10.00

34. 立式放大镜常用焦度为6.00D~（　）D。

（A）28.00　（B）30.00　（C）32.00　（D）36.00

35. Visolett放大镜特点为（　）。

（A）使用方法简便　（B）使用方法复杂　（C）价格昂贵　（D）能矫正远视力

36. 立式放大镜与阅读目标之间的固定距离（　）立式放大镜的凸透镜焦距。

（A）大于　（B）小于　（C）等于　（D）不同于

37. 目标光线通过立式放大镜凸透镜面后为（　）光线。

（A）聚合　（B）散开　（C）平行　（D）散焦

38. 立式放大镜的焦度为+16.00D，阅读眼镜焦度为+3.00D，立式放大镜与阅读眼镜间的距离为20cm，则立式放大镜和阅读眼镜的总焦度为（　）D。

（A）9.40　（B）8.40　（C）7.40　（D）6.40

39. 立式放大镜的焦度为+20.00D，阅读眼镜焦度为+3.00D，立式放大镜与阅读眼镜间的距离为15cm，则立式放人镜和阅读眼镜的总焦度为（　）D。

（A）14.00　（B）13.00　（C）12.00　（D）15.00

40. 立式放大镜的焦度为+20.00D，立式放大镜与阅读眼镜间的距离为15cm，立式放大镜和阅读眼镜的总焦度为14.00D，则阅读眼镜焦度为（　）D。

（A）2.00　（B）3.00　（C）4.00　（D）5.00

41. 立式放大镜的焦度为+24.00D，立式放大镜与阅读眼镜间的距离为12cm，立式放大镜和阅读眼镜的总焦度为22.00D，则阅读眼镜焦度为（　）D。

（A）2.00　（B）1.00　（C）3.00　（D）4.00

42. 低近视力为0.08，立式放大镜的焦度为+24.00D，阅读眼镜焦度为+3.00D，则看清0.4时立式放大镜与阅读眼镜间的距离为（　）cm。

（A）14　（B）16　（C）18　（D）20

43. 低近视力为0.1，立式放大镜的焦度为+20.00D，阅读眼镜焦度为+3.00D，则看清0.4时立式放大镜与阅读眼镜间的距离为（　）cm。

（A）15.8　（B）14.8　（C）16.8　（D）17.8

44. 常用的手持放大镜中（　　）为低度放大镜。
（A）>4.00D~≤10.00D　（B）>4.00D~≤8.00D
（C）>4.00D~≤6.00D　（D）>4.00D~≤12.00D
45. 常用的手持放大镜中（　　）为中度放大镜。
（A）>10.00D~≤15.00D　（B）>8.00D~≤20.00D
（C）>8.00D~≤12.00D　（D）>10.00D~≤20.00D
46. 在物眼距不变的情况下，在目标物与注视眼之间插入手持放大镜，凸透镜产生（　　）放大作用。
（A）尺寸　（B）角性　（C）距离　（D）形式
47. 在目标物与注视眼之间插入手持放大镜，注视眼所看到的目标像为（　　）。
（A）正立的实像　（B）倒立的实像
（C）正立的虚像　（D）倒立的虚像手持放大镜的标准放大倍率1
48. 凸透镜的焦度为18.00D，则凸透镜的标准放大倍率为（　　）倍。
（A）3.5　（B）4　（C）4.5　（D）5
49. 凸透镜的焦度为12.00D，则凸透镜的标准放大倍率为（　）倍。
（A）3　（B）4　（C）4.5　（D）5
50. 凸透镜的焦度为24.00D，则凸透镜的标准放大倍率为（　）倍。
（A）3　（B）4　（C）6　（D）5
51. 凸透镜的焦度为32.00D，则凸透镜的标准放大倍率为（　　）倍。
（A）3　（B）4　（C）8　（D）5
52. 控制物镜距等于凸透镜的焦距，像眼距无穷大时，（　　）对凸透镜的倍率已没有影响。
（A）焦距　（B）镜眼距　（C）物像距　（D）焦度
53. 手持放大镜的（　）放大倍率由注视眼透过放大镜看到的目标像的大小与目标物的实际大小的比例来体现。
（A）实际　（B）理论　（C）标准　（D）客观
54. 固定焦度的凸透镜放置于固定距离的目标物与注视眼之间，凸透镜的放大倍率是由（　　）决定的。
（A）物眼距　（B）物镜距　（C）镜眼距　（D）物像距
55. 凸透镜从目标物向注视眼慢慢移动，理论上移到注视距离的（　　）时可获得最大的放大效果。
（A）前1/3点　（B）后1/3点　（C）前1/4点　（D）中点
56. 在实际运用中，目标物必须位于凸透镜的焦距以（　　）才能使注视眼看到预期的放大虚像。
（A）内　（B）外　（C）上　（D）后
57. 凸透镜的焦度为12.00D，物眼距为25cm，凸透镜实际上最大放大倍率<（　）倍。
（A）4　（B）3.5　（C）2.5　（D）2.98
58. 低近视力为0.05，要看清0.4需选用（　　）D的手持放大镜。
（A）32.00　（B）24.00　（C）20.00　（D）16.00
59. 低近视力为0.06，要看清0.4需选用（　　）D的手持放大镜。
（A）32.00　（B）27.00　（C）20.00　（D）16.00

（三）多选题

1. 注视距离的（ ）为患眼看清0.4视标所需的正透镜总焦度量值。

（A）1倍 （B）对数 （C）平方 （D）倒数 （E）几分之一

2. 若患眼只能看到30cm视力表0.126，则看清0.4视标的注视距离和正透镜总焦度分别为（ ）。

（A）9cm （B）10cm （C）10.70D （D）9.00D （E）8.80D

3. 低近视力为0.08，则患眼看清0.4的总焦度和注视距离为（ ）。

（A）27.00D （B）4.5cm （C）17.00D （D）6cm （E）13.50D

4. 低近视力为0.2，则患眼看清0.4的总焦度和注视距离为（ ）。

（A）10.50D （B）15cm （C）6.75D （D）5.50D （E）18cm

5. 低近视力的矫正是根据残余视角，求（ ）。

（A）视角 （B）注视距离 （C）倍率 （D）总焦度 （E）附加光度

6. 阅读物的移近，（ ）。

（A）距离相关性放大作用提高患眼的视力

（B）增大了视网膜影像

（C）尺寸相关性放大作用提高患眼的视力

（D）角性相关性放大作用提高患眼的视力

（E）增大了对于注视眼所张的视角

7. 低近视力为0.08，远瞳距为68mm，则助视总焦度、注视距离和近光心距分别为（ ）。

（A）17.00D （B）+22.50D （C）5.9cm （D）4.8cm （E）4.0cm

8. 低近视力为0.06，远瞳距为64mm，则助视总焦度、注视距离和近光心距分别为（ ）。

（A）+13.50D （B）+22.50D （C）4.5cm （D）4.4cm （E）4.0cm

9. 双眼采用较高度的正焦度透镜视近时（ ）。

（A）几乎完全不用调节 （B）几乎完全不用集合

（C）产生过度的集合 （D）产生过度的调节

（E）要求双眼发挥足够的融像性集合来替代调节性集合

10. 近用望远镜助视器的主要结构为（ ）。

（A）伽利略式望远镜 （B）开普勒式望远镜 （C）阅读帽

（D）物镜帽 （E）助视眼镜

11. 阅读帽的焦度直接制作在望远镜的物镜上，与（ ）。

（A）注视距离正相关

（B）注视距离负相关

（C）对注视眼所产生的离散度正相关

（D）对注视眼所产生的离散度负相关

（E）眼的调节负相关

12. 望远镜射出光线的聚散度可以由（ ）控制。

（A）调焦 （B）倍率 （C）阅读帽 （D）物镜直径 （E）目镜直径

13. 2.0×望远镜加+4.00D的阅读帽看近时，助视总焦度和阅读距离分别为（ ）。

（A）+8.00D （B）+4.00D （C）25cm （D）12.5cm （E）33cm

14. 由于受光学设计的限制，故随着正透镜总焦度需求量增高，就只能以（ ）来满足矫正需求。

（A）增加阅读帽焦度　（B）缩短注视距离　（C）减少阅读帽焦度

（D）延长注视距离　（E）增加望远镜倍率

15. 若患眼近视力为0.1，则助视总焦度和阅读帽焦度分别为（　）。

（A）17.00D　（B）13.50D　（C）10.50D　（D）4.50D　（E）5.00D

16. 若患眼近视力为0.126，则外置阅读帽焦度和注视距离分别为（　）。

（A）1.00D　（B）0.50D　（C）33cm　（D）28cm　（E）25cm

17. 为了最大限度地改善影像质量，立式放大镜采取（　）消像差设计。有的还附有内置光源，以改善注视区照度。

（A）前弯曲率和后弯曲率配合　（B）非球面　（C）双合

（D）内置光源　（E）多折射率

18. Visolett放大镜的结构特点分别为（　）。

（A）凸面起到角性放大作用

（B）将外界光线会聚照亮注视区

（C）凹面具有一定的消像差作用

（D）镇纸

（E）在阅读物上推移透镜改变阅读范围时避免将透镜的接触面磨损

19. 立式放大镜与阅读目标之间的固定距离（　）。

（A）小于立式放大镜的焦距

（B）大于立式放大镜的焦距

（C）目标光线通过立式放大镜为散开光线

（D）目标光线通过立式放大镜为聚合光线

（E）需要用阅读眼镜加以会聚

20. 立式放大镜的实际意义是（　）等复杂问题。

（A）增大了注视距离

（B）减轻了阅读眼镜的重量

（C）回避了过度集合

（D）回避了近光心距调整

（E）回避了影像畸变

21. 立式放大镜的焦度为+20.00D，阅读眼镜焦度为+3.00D，立式放大镜与阅读眼镜间的距离分别为15cm、20cm，则立式放大镜和阅读眼镜的总焦度分别为（　）D 。

（A）14.00　（B）14.80　（C）15.00　（D）11.00　（E）16.50

22. 低近视力为0.126和0.16，立式放大镜的焦度为+16.00D，阅读眼镜焦度为+3.00D，则看清0.4时立式放大镜与阅读眼镜间的距离分别为（　）cm。

（A）17.3　（B）18.7　（C）19.7　（D）21.9　（E）22

23. 常用的手持放大镜中低度放大镜、中度放大镜和高度放大镜分别为（　）。

（A）＞4.00D-≤10.00D　（B）＞10.00D-＜15.00D　（C）10.00D-≤20.00D

（D）≥15.00D　（E）≥20.00D

24. 在目标物与注视眼之间插入手持放大镜，则形成（　）等多个参量。

（A）焦距　（B）物镜距　（C）镜眼距　（D）物像距　（E）眼像距

25. 凸透镜的焦度为8.00D和28.00D，则凸透镜的标准放大倍率分别为（　）倍。

（A）4　（B）2　（C）5　（D）7　（E）6

26. 凸透镜的焦度为14.00D和26.00D，则凸透镜的标准放大倍率分别为（　）倍。

（A）3.5　（B）4.5　（C）5.5　（D）6.5　（E）7.5

27. 在物与眼之间的任意位置插入手持放大镜，就会出现（　）等诸多可变物理参量与成像大小相关。

（A）物眼距　（B）物镜距　（C）镜眼距　（D）物像距　（E）眼像距

28. 将凸透镜移到（　）的位置上时，凸透镜没有放大作用。

（A）注视眼　（B）目标物　（C）焦距　（D）物像距　（E）眼像距

29. 手持放大镜在实际运用时，制约其放大倍率增加的原因为（　）。

（A）物眼距不变　（B）随着焦度增加　（C）焦距逐渐缩小

（D）焦距逐渐增大　（E）焦度缩小

30. 低近视力为0.08、0.1，要看清0.4需分别选用（　）D的手持放大镜。

（A）32.00　（B）27.00　（C）20.00　（D）16.00　（E）10.00

四、用于视野缺损的助视器

学习要点

【掌握】 菲涅耳三棱镜结构和原理。

【熟悉】 反射平面镜结构和原理。

【了解】 视野缺损的概述。

难点和分析

1. 菲涅耳三棱镜矫正同侧偏盲的原理。

分析：以双眼右侧偏盲为例，若用膜状棱镜将右眼颞侧视野的景物折射至右眼颞侧的视网膜上，而理论上右眼颞侧的视网膜本身承载着注视右眼鼻侧视野的功能，必然发生单眼混淆视。而当右眼颞侧视野的景物折射至右眼颞侧的视网膜的同时，左眼鼻侧视网膜接受的是左眼颞侧视野的景物，若双眼视网膜对应正常，则进一步发生与单眼混淆视内容不同的双眼混淆视。

解决：而这看似不可能适应的矫正方法却被绝大多数患者广泛接受了，因为当需要侧重看右侧视野时，双眼同时向右看，使右眼的视线进入眼镜的棱镜区，实际上此时双眼视线已同时进入了视野缺损区，双眼几乎完全没有视觉，此时眼可以不受干扰的观察由棱镜折射而来的右侧视野中的景物内容。

2. 反射平面镜矫正同侧偏盲的原理。

分析：利用平面镜反射的原理将视野缺损区中的景物内容反射到感受功能正常的视网膜。

解决：以双眼右侧偏盲为例，使患者向左注视时平面镜完全遮盖患眼鼻侧的残余视野。这样患者配戴反射平面镜以后，向左注视时右眼颞侧视网膜就不会同时接受鼻侧的原有视野和颞侧的反射视野，可以避免发生单眼混淆视。

习　题

（一）判断题

1. 各种不同类型的视野缺损称为低视野。（　）
2. 视野中心30° 范围以内称为中心视野，发生在该范围内的视觉感受低下叫做绝对暗点。（　）
3. 视野中心30° 范围以内称为中心视野，发生在该范围内的视觉感受缺失叫做相对暗点。（　）
4. 被测眼注视固定目标时，视觉所及的范围称为中心视野。（　）
5. 周边视野区域性缺损，称为周边性视野缩小。（　）
6. 由于目标环境整体缩小，在患眼有限的视野范围中就可以收纳更多的景物内容。（　）
7. 菲涅耳三棱镜的每一个棱镜的折射方向均相同，与大三棱镜的功能没有差异。（　）
8. 膜状棱镜由于厚度降低，光透比和清晰度比大三棱镜稍好。（　）
9. 右眼颞侧1/2视野缺损，可试将底向内的膜状棱镜贴在右眼中央偏右的适当位置上，使颞侧的景物通过棱镜的折射投向右眼颞侧具有功能的视网膜上。（　）
10. 反射平面镜为在眼镜框架上固定小面积平面反光镜，位置可以固定于颞侧偏盲眼的镜圈外缘。（　）

（二）单选题

1. 生理盲点扩大见于（　）。
   （A）黄斑部病变　（B）青光眼　（C）白内障　（D）视神经萎缩
2. 中心暗点见于（　）。
   （A）视盘水肿　（B）青光眼　（C）黄斑部病变　（D）高度近视
3. 轻度视野缩小是指视野范围（　）。
   （A）20° < 视野≤50°　（B）10° < 视野≤20°
   （C）≤10°　（D）40° < 视野≤50°
4. 重度视野缩小是指视野范围（　）。
   （A）20° < 视野≤50°　（B）10° < 视野≤20°　（C）≤10°　（D）≤5°
5. （　）的患病最为普遍，即双右侧或双左侧视野缺损。
   （A）颞侧偏盲　（B）水平偏盲　（C）同侧偏盲　（D）扇形视野缺损
6. 倒置的望远镜适应证为（　）。
   （A）颞侧偏盲　（B）中心暗点　（C）同侧偏盲　（D）局限性视野缺损
7. 从侧面看，菲涅耳三棱镜由一系列（　）组成。
   （A）半圆　（B）直角三角形　（C）四边形　（D）梯形
8. 从侧面看，菲涅耳三棱镜每一个棱镜单元的棱镜度（　）。
   （A）递增　（B）递减　（C）相同　（D）不同
9. 双眼右侧偏盲双眼同时向右看，双眼发生（　）。
   （A）复视　（B）混淆视　（C）双眼融像　（D）几乎完全没有视觉
10. 双眼右侧偏盲患者向左注视时，由于反射平面镜完全遮盖患眼鼻侧的残余视野，发生（　）。

（A）复视　（B）混淆视　（C）双眼融像　（D）看到颞侧视野

第二节　非光学助视器

学习要点

【掌握】 闭路电视的结构性能和矫正原理。

【熟悉】 非光学助视装置的种类。

【了解】 非视觉助视装置的种类。

难点和分析

闭路电视的评价。

分析：闭路电视的原理是取尺寸放大功能，将信息通过数码的方式储存于芯片中，根据需要借助放大系统在显示屏上放大还原，随意选择阅读目标对注视眼所张的视角尺寸，充分利用患者的残余视力。

解决：不受光学助视器角性放大限度的制约，也不受光学助视器焦距对于注视距离的限制。

习　题

（一）判断题

1. 电子助视器的前身为幻灯机和放映机。（　）
2. 闭路电视在必要时用于观察5米以外的远目标。（　）
3. 闭路电视同样受角性放大限度的制约。（　）
4. 闭路电视同样受注视距离的制约。（　）
5. 当环境昏暗时，瞳孔相对较大，可造成视网膜上影像弥散程度增加，使视力下降。（　）
6. 整个深色纸板上挖出一条窄长的缝隙是为了在阅读时容易找到每行文字的起点。（　）

（二）单选题

1. 闭路电视因不是光学助视器，所以基本结构不包括（　）。
（A）转换器　（B）摄像头　（C）显示屏　（D）物镜
2. 台式闭路电视放大倍率可高达（　）。
（A）8.0×　（B）12.0×　（C）20.0×　（D）60.0×
3. 闭路电视的原理是取（　）放大功能。
（A）角性　（B）电子　（C）尺寸　（D）距离
4. 注视距离延长，患眼可获得足够的（　）。
（A）视野范围　（B）放大倍率　（C）清晰度　（D）立体视觉
5. 目镜后试镜架投放深度不同的黄色滤光试片，可以改善（　）。
（A）清晰度　（B）对比度　（C）亮度　（D）眩光
6. 远用助视器下试用浅红色滤光镜，可以改善（　）。
（A）清晰度　（B）对比度　（C）亮度　（D）眩光
7. （　）在强光下视觉较好。

（A）视网膜色素变性 （B）先天性虹膜缺如 （C）黄斑部疾患 （D）白化病

8. （ ）在暗环境下视觉较好。

（A）视网膜色素变性 （B）视神经萎缩 （C）黄斑部疾患 （D）病理性近视

（齐 备）

第五章

助视器的验配

第一节　助视器的验配方法

一、助视器的配前复核

学习要点

【掌握】 低视力主观屈光量的特点。

【熟悉】 低视力视网膜检影的特点。

【了解】 低视力眼屈光不正的特点。

难点和分析

1. 低视力视网膜检影的技术。

分析： 低视力往往合并屈光介质混浊或眼位异常。

解决： 对于屈光介质混浊的低视力眼试行睫状肌麻痹检影，同时采用缩短工作距离检影，试片的递变梯度，务求明确视网膜反光的性质。对于眼球震颤和注视性质异常的低视力眼，则试行改变检影镜投射角度，耐心寻找静止眼位或周边视轴。

2. 低视力主观屈光定量的技术。

分析： 低视力患者对于增减光学试片的焦量缺乏主观评价。

解决： 可试行加大球面透镜为递变梯度，采用 ± 1.00D的交叉圆柱透镜，自行调整散光试片或裂隙片的轴位和焦度，试行望远验光仪测试等方法。

习　题

（一）判断题

1. 低视力患者通常视力很差，微量视网膜投照光聚散变化缺乏主观评价。（　）
2. 顶焦度计为常用的主观低视力的验光设备。（　）
3. 对矫正视力变化缺乏主观评价低视力患者，客观屈光性质的提示常是决定性的手段。（　）
4. 在调节状态下部分眼球震颤的被测眼可在短时间内症状较轻，有利于检影检查。（　）
5. 缩短工作距离的检影方法最大的问题在于：检测距离微小的变化可能对检测结果影响很大。（　）

6. 在其他客观验光方法都不能获得满意低视力验光结果的情况下，可试借助检眼镜来定量。（ ）
7. 对于视力≤0.1的低视力被测眼，须采用±0.50D的交叉圆柱透镜。（ ）
8. 嘱被测者自行旋动柱镜轴向手轮，以求得最佳矫正效果，柱镜焦度可从1.00D开始。（ ）
9. 应注意裂隙片的裂隙向为焦力向，与柱镜试片的轴位向不同。（ ）
10. 在相同的条件下，阅读视力可优于视标视力。（ ）

（二）单选题

1. 部分低视力患者的屈光介质混浊，使得（ ）手段受到限制。
（A）检影 （B）裂隙片 （C）交叉柱镜 （D）散光盘
2. 部分低视力患者由于屈光介质混浊，使得（ ）手段受到限制。
（A）裂隙片 （B）电脑验光 （C）交叉柱镜 （D）散光盘
3. 客观低视力的验光设备应包括（ ）。
（A）电脑自动验光仪 （B）综合验光仪 （C）试片箱 （D）Halberg片夹
4. 主观低视力的验光设备应包括（ ）。
（A）Halberg片夹 （B）带状光检影镜 （C）角膜曲率仪 （D）检眼镜
5. 电脑自动验光仪的检查结果对于（ ）非常有参考价值。
（A）角膜疤痕 （B）年龄相关性黄斑变性 （C）白内障 （D）玻璃体混浊
6. 电脑自动验光仪的检查结果对于（ ）非常有参考价值。
（A）角膜疤痕 （B）白内障 （C）视网膜色素变性 （D）玻璃体混浊
7. 在有条件的情况下采用（ ），可通过不同的角度寻找混浊屈光介质的透明缝隙，评估视网膜反光的性质。
（A）插片 （B）睫状肌麻痹检影 （C）电脑验光 （D）角膜曲率仪检查
8. 对于（ ）患者，必须耐心寻找患者症状较轻的头位和检测距离。
（A）角膜疤痕 （B）白内障 （C）视网膜色素变性 （D）眼球震颤
9. 为了能明确看到被测眼的视网膜反光，常采取（ ）检查。
（A）插片 （B）角膜曲率仪 （C）缩短工作距离检影 （D）检眼镜
10. 为了判断（ ），常采取嘱被测眼注视检影镜投射光。
（A）青光眼 （B）注视性质 （C）圆锥角膜 （D）视网膜色素变性
11. 若遇（ ）者，可试采用角膜曲率仪定量角膜散光的检测结果。
（A）眼球震颤 （B）青光眼
（C）视网膜检影结果不够明确 （D）视网膜色素变性
12. 若遇（ ）者，可试采用角膜曲率仪定量角膜散光的检测结果。
（A）眼球震颤 （B）青光眼
（C）视网膜色素变性 （D）瞳孔直径过小电脑验光失败
13. 可灵活调节光心距、瞳高、镜眼距和前倾角的验光设备为（ ）。
（A）综合验光仪 （B）交叉圆柱透镜 （C）试片架 （D）电脑验光仪
14. 有利于大多数一级低视力患者发挥光敏搜索性眼动的验光设备为（ ）。
（A）综合验光仪 （B）交叉圆柱透镜 （C）试片架 （D）电脑验光仪
15. 对于原来有眼镜的患者最有实用价值的验光设备为（ ）。

（A）综合验光仪 （B）交叉圆柱透镜 （C）Halberg片夹 （D）电脑验光仪

16. 在试片过程中，低视力眼常对＜（ ）D的焦量递变不能分辨。

（A）0.25 （B）0.50 （C）0.75 （D）1.00

17. 对于视力≤0.1的低视力被测眼，须采用±（ ）D的交叉圆柱透镜。

（A）0.25 （B）0.50 （C）0.75 （D）1.00

18. 对于0.1＜视力＜0.3的低视力被测眼，可试用±（ ）D的交叉柱镜。

（A）0.25 （B）0.50 （C）0.75 （D）1.00

19. 经验表明，屈光间质严重混浊者，瞳孔直径≤（ ）mm者采用电脑自动验光仪验光不易测试成功。

（A）4 （B）3 （C）2 （D）5

20. 低视力的视力检测不宜采用（ ）。

（A）单个视标 （B）对比视力表 （C）对数视力表 （D）分数视力表

（三）多选题

1. 低视力患者通常视力很差，对于（ ）缺乏主观评价。

（A）检影 （B）增减焦量 （C）电脑验光
（D）修正柱镜轴位 （E）角膜曲率检测

2. 客观低视力的验光设备包括（ ）。

（A）Halberg片夹 （B）带状光检影镜 （C）角膜曲率仪
（D）检眼镜 （E）电脑自动验光仪

3. 对于（ ），电脑自动验光仪的检查结果非常有参考价值。

（A）视网膜色素变性 （B）年龄相关性黄斑变性 （C）白内障
（D）青光眼 （E）角膜疤痕

4. 视网膜反光不够显著时，可试加大试片的递变梯度，通常每次加减（ ）D。

（A）0.25 （B）0.50 （C）1.00 （D）2.00 （E）3.00

5. 低视力患眼视网膜检影，常采取（ ）。

（A）选择静止眼位 （B）缩短工作距离检影 （C）睫状肌麻痹
（D）增加试片的递变梯度 （E）判断注视性质

6. 对于临床诊断角膜散光可能性较大的被测眼，如（ ），角膜曲率仪可较为准确地提示角膜散光的焦度和轴位。

（A）白化病 （B）圆锥角膜 （C）角膜疤痕 （D）Marfan综合征 （E）角膜手术后

7. 由于试片架的方位移动易受被测者控制，故适用于（ ）被测者使用。

（A）圆锥角膜 （B）不同注视性质 （C）强迫头位 （D）眼球震颤 （E）白化病

8. 故对低视力眼试片时，可先放置（ ）的球面试片，使被测眼对试片的焦度递变产生认识。

（A）+0.50 （B）−6.00D （C）−1.00 （D）+6.00D （E）+0.50

9. 适用于低视力验光的交叉圆柱透镜通常为±（ ）D。

（A）0.25 （B）0.50 （C）0.12 （D）1.00 （E）2.00

10. 在睫状肌麻痹期间不能（ ）。

（A）检查视力 （B）阅读 （C）确定屈光处方 （D）选择使用助视器 （E）驾车

二、远距离专用光学助视器的验配

学习要点

【掌握】 根据残余远视力选择远用望远镜助视器的倍率。

【熟悉】 在远用望远镜助视器下矫正患眼屈光不正。

【了解】 远用望远镜助视器验配的注意事项。

难点和分析

1. 远视力选择远用望远镜助视器的验配方法。

分析：远助视器的放大倍率也可以用0.4与除以残余小数远视力。

解决：Ⅱ级低视力（残余远视力＞0.1）选择试戴双目远用望远镜助视器，Ⅰ级低视力（残余远视力≤0.1）选择试戴单目远用望远镜助视器。

2. 低视力患眼伴有屈光不正，验配远用望远镜助视器的技术。

分析：可采用目镜后眼镜、望远镜调焦和物镜帽矫正离焦性低视力。

解决：若患眼球面屈光不正≤±5.00，且散光≤±1.00，可选用望远镜调焦，若患眼的屈光不正＞±5.00D~＜±10.00D，或散光＞±1.00D~＜±3.00D，可试采用目镜后眼镜改善矫正远视力，若患眼的屈光不正≥±10.00D，或散光≥±3.00D，可考虑为患眼配戴物镜帽。

习　题

（一）判断题

1. 若试戴双目远用望远镜，必须辅助被测者调节光心距手轮。（　）

2. 远用望远助视器的视野显著缩小，在头部转动时，所见的目标发生逆向移动，且移动的速度较正常快。（　）

（二）单选题

1. 若患眼屈光不正（　），通过调焦矫正屈光不正。

（A）球镜≤±5.00D或散光<±1.00D

（B）球镜＞±5.00D或散光≥±1.00D＜±3.00D

（C）球镜≥±10.00D

（D）散光≥±3.00D

2. 若患眼屈光不正（　），通过目镜后眼镜矫正屈光不正。

（A）球镜≤±5.00D或散光＜±1.00D

（B）球镜＞±5.00D＜±10.00D或散光≥±1.00D＜±3.00D

（C）球镜≥±10.00D

（D）散光≥±3.00D

3. 残余远视力≤0.1的被测眼只需将远视力适度提高到被测者满意即可，并非一定要将被测眼的远视力提高到（　）以上。

（A）0.1　（B）0.2　（C）0.3　（D）0.4

4. 残余远视力≤0.1的被测眼，建议采用（　）望远镜。

（A）双目　（B）单目　（C）伽利略　（D）物镜帽

（三）多选题

1. 若患眼屈光不正（　），通过物镜帽矫正屈光不正。

（A）球镜≤±5.00D或散光<±1.00D

（B）球镜>±5.00D<±10.00D或散光≥±1.00D<±3.00D

（C）球镜≥±10.00D

（D）散光≥±3.00D

（E）球镜≤±5.00D

2. 伸缩镜筒的长度会影响望远镜的视像质，故≥±5.00D的屈光不正建议采用（　）进行矫正。

（A）目镜后眼镜　（B）调焦　（C）物镜帽　（D）阅读帽　（E）放大镜

三、近距离（中距离）专用光学助视器的验配

学习要点

【掌握】根据患者双眼中视力较好眼的残余近视力选择患眼能看清0.4近视标的近用助视眼镜的总焦度和注视距离。

【熟悉】近用助视眼镜、复式近用助视眼镜、近用望远镜助视器、立式放大镜和手持放大镜的验配程序。

【了解】定量近用助视眼镜的近用光心距和集合补偿棱镜。

难点和分析

1. 近用助视眼镜的验配方法。

分析：根据患者双眼中视力较好眼的残余近视力选择患眼能看清0.4近视标的近用助视眼镜的总焦度和注视距离。

解决：采用试镜架置入上述近用助视眼镜的总焦度、近用光心距和集合补偿棱镜，为患者测试单眼和双眼助视器近视力。

2. 复式近用助视眼镜的前后片透镜的验配方法。

分析：根据患者双眼中视力较好眼的残余近视力选择患眼能看清0.4近视标的复式近用助视眼镜的前后片透镜的组合。

解决：采用试镜架置入复式近用助视眼镜的后片透镜焦度，并用片夹附加前片透镜。

3. 近用望远镜助视器和阅读帽的验配方法。

分析：根据患者双眼中视力较好眼的残余近视力选择患眼能看清0.4近视标的近用望远镜助视器的倍率和外置阅读帽的焦度规格。

解决：残余近视力>0.1，为患者试戴适当倍率的近用望远镜助视器，指导患者在33cm的注视距离观察近视力表。若残余近视力≤0.1，统一选择3.0×的近用望远镜助视器，套接适当焦度规格的外置阅读帽，并指导患者在阅读帽总量焦距的注视距离观察近视力表。

4. 立式放大镜与正焦度眼镜的验配方法。

分析：根据患者双眼中视力较好眼的残余近视力计算患眼能看清0.4近视标的大致近用助视器正透镜总焦度。

解决：残余近视力＞0.1，为患者试用3.00D正焦度眼镜联合+16.00D（4.0×）的立式放大镜，残余近视力≤0.1，选择试用3.00D正焦度眼镜联合+24.00D（6.0×）的立式放大镜。嘱患者配戴3.00D正焦度眼镜（或不戴眼镜），在预计的注视距离，通过选定的立式放大镜观察近视力表视标，适当调整注视角度，测试患者助视器近视力。

5. 手持放大镜的验配方法。

分析：根据患者双眼中视力较好眼的残余近视力选择手持放大镜的标准放大倍率。

解决：先把手持放大镜放在阅读物或近用视力表上，然后慢慢离开读物，直到影像相对最大，同时周边影像变形最轻为止。手持放大镜与患眼之间的距离则由患者自行调整到最舒适的位置。

习　　题

（一）判断题

1. 通常残余低近视力≤0.1不建议选择近用助视眼镜。（　）
2. 近用低视力望远镜有较长的工作距离，故通常不用于阅读。（　）
3. 对于年轻的低视力患者来说，选用立式放大镜则不必一定配戴阅读眼镜。（　）
4. 手持放大镜的眼位头位可变，可根据视线指向改变注视角度，适用于旁中心注视的患眼。（　）

（二）单选题

1. 通常残余低近视力≤（　）不建议选择近用助视眼镜。
   （A）0.1　（B）0.08　（C）0.126　（D）0.16
2. 眼镜正透镜总焦度＞13.50D时，阅读距离＜（　）cm。
   （A）6.5　（B）7.5　（C）8.5　（D）9.5
3. 近用望远镜助视器通常为非调焦光学结构，因此对（　）要求较为精确。
   （A）残余视力　（B）注视距离　（C）总焦度　（D）采光亮度
4. 近用低视力望远镜有较长的工作距离，康复视力特称为（　）视力。
   （A）阅读　（B）近　（C）行动　（D）操作
5. 立式放大镜因放置于阅读物上，其矫正视力为（　）视力。
   （A）操作　（B）行动　（C）工作　（D）阅读
6. 立式放大镜因放置于阅读物上，因此不能用于（　）。
   （A）写字　（B）读书　（C）看报　（D）查阅字典
7. 手持放大镜的工作距离可变，适用于小视野患眼，如（　）。
   （A）眼球震颤　（B）青光眼　（C）看小字标签　（D）旁中心注视的患眼
8. 手持放大镜的放大倍率可变，可根据需要调节放大倍率，适用于（　）。
   （A）眼球震颤　（B）青光眼　（C）看小字标签　（D）旁中心注视的患眼

（三）多选题

1. 部分低视力患者由于长期缺乏近视力训练，（　）。

（A）内斜视或内隐斜视　　（B）外斜视或外隐斜视　　（C）正向相对集合力下降
（D）负向相对集合力下降　（E）须采用底向内的三棱镜缓解疲劳

2. 若患者具备双眼单视，则调整望远镜，使（　）。
（A）光轴外展　（B）光轴内收　（C）缩短光心距
（D）延长光心距　（E）放大前倾角

3. 若遇（　）等低视力患者，最好选择带有光源的立式放大镜，增加视场亮度。
（A）高度近视　（B）中心暗点　（C）黄斑病变
（D）核性白内障　（E）视网膜色素变性

4. 手持放大镜的焦度不宜选择太高，原因是焦度太高（　）。
（A）亮度变暗　（B）视野缩小　（C）稍移动影像的大小有很大改变
（D）稍移动影像位置有很大改变　（E）周边变形

四、用于视野缺损的助视器的验配

学习要点

【掌握】 菲涅耳三棱镜的验配程序及注意事项。

【熟悉】 反射平面镜的验配程序及注意事项。

【了解】 望远镜倒置的验配方法。

难点和分析

1. 菲涅耳三棱镜的验配方法。

分析：常见影响成功的问题为患者反映发生复视，主要原因是膜状棱镜的位置进入了视野区。

解决：用遮盖板紧贴眼镜片前表面从患眼颞侧无视觉区缓慢移动至患眼视野边缘，以患眼微微看到遮盖板为止，多数位于瞳孔颞侧缘偏右1~2mm，在眼镜片上精确标记遮盖板边缘的位置。

2. 反射平面镜的验配方法。

分析：为患者试戴反射平面镜眼镜，在镜圈内缘安放带有卡簧的平面镜，右同侧偏盲，平面镜位于右镜圈内缘，左同侧偏盲，平面镜位于左镜圈内缘。

解决：嘱患者双眼向健侧视野注视，调整平面镜的角度，并适当调整眼镜的鼻托，使患者向健侧注视时平面镜在遮盖患眼部分鼻侧视野的同时能看到颞侧视野目标，让患者参与调整平面镜的角度。

习　题

（一）判断题

1. 望远镜倒置的适应证应确认中心矫正视力达到0.05以上。（　）
2. 应用菲涅耳三棱镜，若患者无屈光不正也须制作平光眼镜。（　）
3. 应用反射平面镜眼镜时，若右同侧偏盲，则平面镜位于左镜圈内缘。（　）

（二）单选题

1. 在初用望远镜倒置时因为目标移远性失真，使患者产生（　）。

（A）双眼复视　（B）深度错觉　（C）双眼混淆视　（D）单眼抑制

2. 定位菲涅耳三棱镜的方法为：用遮盖板紧贴眼镜片前表面从无视觉区缓慢移动至患眼视野边缘，多数位于瞳孔颞侧以外（　）。

（A）2~3mm　（B）3~4mm　（C）1~2mm　（D）0~1mm

3. 采用反射平面镜矫正同侧偏盲，患者在使用时双眼向（　）注视。

（A）患侧　（B）健侧　（C）视野缺损区　（D）前方

（三）多选题

1. 望远镜倒置的适应证为（　）。

（A）中心视力较好　（B）周边视野缩小　（C）双颞侧偏盲

（D）同侧偏盲　（E）水平偏盲

2. 菲涅耳三棱镜的适应证为（　）。

（A）中心视力较好　（B）周边视野缩小　（C）双颞侧偏盲

（D）同侧偏盲　（E）水平偏盲

3. 采用反射平面镜矫正同侧偏盲，在反射影像视野出现后，为了避免双眼混淆视，训练患者在注视盲区目标时，适当闭上（　）。

（A）注视眼　（B）双眼　（C）另一只眼

（D）有反射平面镜一侧的眼　（E）无反射平面镜一侧的眼

第二节　低视力康复的应用范例

学习要点

【掌握】不同低视力病种光学助视器的处方原则。

【熟悉】不同低视力病种低视力特点。

【了解】低视力光学助视器的处方格式。

难点和分析

不同低视力病种的低视力特点不同，光学助视器的矫正结果有一定差异。

分析： 熟悉不同低视力病种低视力特点。

解决： 掌握根据不同低视力病种的特点远用和近用光学助视器验配的着眼点和入手方法。

习　题

一、判断题

1. 眼球震颤宜用接触镜进行矫正。（　）
2. 屈光不正达到-10.00D以上时，视网膜成像显著放大。（　）
3. 白化病在矫正屈光不正的基础上，宜将眼镜透镜染成黄色或茶色。（　）
4. 圆锥角膜可有畏光、眩光等症状。（　）

5. 角膜混浊视物有垂直性细长状变形，重症发生单眼复视。（　）
6. 老年性白内障通常远视力较近视力差。（　）
7. 视神经萎缩常诱发对比敏感度异常。（　）
8. 青光眼常形成管状视野。（　）
9. 视网膜色素变性常伴有白内障。（　）
10. 年龄相关黄斑部病变可能伴有色觉异常。（　）

二、单选题

1. 视网膜成像显著缩小辨认困难，发生于（　）。
（A）眼球震颤　（B）白化病　（C）高度近视　（D）圆锥角膜
2. 调节痉挛导致中度以上的近视，发生于（　）。
（A）眼球震颤　（B）白化病　（C）高度近视　（D）圆锥角膜
3. 调节远点过近发生于（　）。
（A）眼球震颤　（B）白化病　（C）高度近视　（D）圆锥角膜
4. 由于视细胞不能接受固定的影像刺激，有逐渐形成低视力的趋势，发生于（　）。
（A）眼球震颤　（B）白化病　（C）高度近视　（D）圆锥角膜
5. 病变诱发高度近视、中高度散光，见于（　）。
（A）眼球震颤　（B）白化病　（C）高度近视　（D）圆锥角膜
6. 视细胞数量和光敏色素质量低下，发生于（　）。
（A）眼球震颤　（B）白化病　（C）高度近视　（D）圆锥角膜
7. 重症发生单眼复视，见于（　）。
（A）眼球震颤　（B）白化病　（C）高度近视　（D）圆锥角膜
8. 黄斑发育不良，发生于（　）。
（A）眼球震颤　（B）白化病　（C）高度近视　（D）圆锥角膜
9. 不规则角膜散光，发生于（　）。
（A）角膜混浊　（B）老年性白内障　（C）视神经萎缩　（D）青光眼
10. 通常（　）等症，近视力尤差。
（A）角膜混浊　（B）老年性白内障　（C）视神经萎缩　（D）青光眼
11. 进行性近视发生于（　）。
（A）角膜混浊　（B）老年性白内障　（C）视神经萎缩　（D）青光眼
12. 中心暗点或视野缺损发生于（　）。
（A）角膜混浊　（B）老年性白内障　（C）视神经萎缩　（D）青光眼
13. 有中心或傍中心相对暗点或绝对暗点发生于（　）。
（A）角膜混浊　（B）老年性白内障　（C）年龄相关黄斑部病变　（D）青光眼
14. 视野向心性缩小发生于（　）。
（A）角膜混浊　（B）老年性白内障　（C）年龄相关黄斑部病变　（D）青光眼
15. 视野向心性缩小发生于（　）。
（A）角膜混浊　（B）老年性白内障
（C）年龄相关黄斑部病变　（D）视网膜色素变性

三、多选题

1. 可采用接触镜进行低视力矫正的病种见于（　）。

（A）高度近视　　（B）老年性白内障　　（C）圆锥角膜
（D）视网膜色素变性　（E）角膜混浊

2. 可采用黄色滤光膜助视器的低视力矫正的病种见于（　）。
（A）角膜混浊　（B）老年性白内障　（C）年龄相关黄斑部病变
（D）青光眼　（E）白化病

3. 视野向心性缩小发生于（　）。
（A）高度近视　　（B）青光眼　　（C）圆锥角膜
（D）视网膜色素变性　（E）角膜混浊

4. 对比敏感度异常发生于（　）。
（A）视神经萎缩　（B）青光眼　（C）圆锥角膜
（D）年龄相关黄斑部病变　　（E）高度近视

（齐　备　亢晓丽）

第六章

功能性视力和助视器的训练及使用

第一节 功能性视力

学习要点

【掌握】 功能性视力的定义。
【熟悉】 熟悉功能性视力训练的基本内容、目的和意义。
【了解】 功能性视力的模式。

难点和分析

一、对功能性视力以及其重要性的理解

功能性视力是一个比较新的概念，它是表示为了特殊目的而去使用的视力；或为了有目的的行为而去使用的视力，这种“有目的的行为”是指日常生活的各种行为，如工作，学习，读书，游戏等等;或在各种行为与活动中如何使用视力等均称为功能性视力。

实际上我们在日常的活动中都需要功能性视觉技巧，而低视力患者对这种视觉技巧的掌握和使用方法是因人和不同的需求而已。通常与所测得远及近视力无太大关系，如患者视力可能很差，根本不能胜任比较精细的工作，如阅读绘画等，但他们可以使用视觉技巧发现并躲开障碍物而安全地行动。功能性视力可以通过有计划有目的的训练而得到改善提高和灵活使用，所以许多低视力患者能够通过不断地学习和训练在其有目的的行为中使用仅有的这点较差的视力，而且就通过这点较少量的视觉信息（如物体或读物是模糊的或仅能观察到其中的一小部分）而达到较理想的视功能效果。尤其是低视力儿童，由于家长老师缺乏应用的相关知识，因此很少鼓励他们使用残余视力，而功能性视力的训练和技巧也未提到议事日程上来，形成大部分低视力儿童处于能看却又看不清，想看又不会看的状态，因而有效地进行功能性视力的训练就显得十分重要。

二、功能性视力、视功能、中心视力与矫正视力这几个概念的不同

（一）功能性视力

功能性视力可通过训练而获得，通过学习可更好地、经常地使用而得以提高，能够在只有少量视觉信息的情况下就能获得有效的功能。因此，我们强调低视力患者功能性视力的评估是提高其生存质量关键的一步。

（二）视功能

视功能包括中心视力、视野、对比敏感度，这是视功能的三要素。此外还包括色觉、光觉、双眼立体视觉等等。所以视功能的评估对评估低视力患者的生存质量也有关系。

（三）视力

平时我们所说的“视力”一般都是指中心远视力而言，或称黄斑视力（锥体细胞功能），但并不代表视功能。

（四）矫正视力

矫正视力一般是指戴矫正眼镜后所测得的视力，严格来讲，最好的矫正视力是经过规范、科学的医学验光后，充分、合适地利用矫正工具（如光学矫正眼镜或接触镜）后所拥有的视力。它与功能性视力有着本质的不同。

第二节　助视器的训练及使用

学习要点

【掌握】远用、近用助视器的训练和使用。

【熟悉】远用、近用助视器训练的原则和注意事项。

【了解】日常生活技能的训练和影响助视器成功使用的因素。

难点和分析

一、助视器训练和患者日常生活技能训练时的几个注意点

尝试使助视器的训练成为常规计划或日常活动的一个组成部分。在低视力康复门诊可以安排短期训练课程。提供多样性的训练计划，这样低视力患者就不会因为重复相同的活动、使用相同的助视器而感到枯燥乏味；训练内容具备趣味性则更好。要兼顾低视力患者的心情，不要在患者感到沮丧时继续进行助视器的训练。在很好地掌握一项训练技能之前，不要着急开始训练下一个新的训练技能。有些技能可能需要几个星期或几个月来掌握。训练计划中应同时包括对于其他一些感觉的训练，比如听觉和触觉等。

为低视力患者提供增强身体技能的实践机会，比如各种手眼协调性的训练等，这样他们可以提高视觉和身体动作以及身体机能之间的协调性。并非所有人都可以掌握全部的技巧。如果某项技巧不能掌握，指导他（她）通过不同的方法来达到相同的目标。比如，看不清人脸的时候，可以通过听声音来辨认人。

指导患者掌握如何通过听声音，或根据衣着和体型的不同来辨认人。

给患者提供最好的照明。尤其是患者在家里阅读时，要提醒患者给自己创造良好的照明环境。

确保每个人都选择合适大小的物体以及工作距离。

使用一些与其他物体或背景能形成明显反差的物品，如在日常生活中，我们可以用白色的杯子装咖啡，用黑色的杯子装牛奶。在描绘轮廓以及进行书写时使用深色的钢笔或粗的记号笔。

二、临床常用的近用助视器和近用功能性视力的训练方法

注视训练

注视即集中注意看清一个目标。对低视力患者可由于视力或视野等严重损害而造成注视困难。但有些患者尤其是儿童患者，由于以前没有过完善的视觉，他们并不意识到这是一个缺陷，因此掌握这一视觉技巧是训练中的首要任务。注视训练包括固定注视和定位注视两方面。

1. 固定注视的训练　固定注视的训练是指帮助患者学会注视近距离某一目标。目的是使要看的物体进入视觉最清晰的区域，以便获得看清这个物体更多的细节。训练的方法是：

（1）让患者看清指导者的脸。做法：双方对面而坐，距离为40cm左右，遮盖患者非注视眼，先单眼练习，再使用双眼。用适当的照明(自然光或灯光)将指导者脸部照清楚。让患者在不转动眼睛的情况下，直接看指导者的脸，说出看清了哪些，看不清哪些。此时指导者应该注意观察患者的映光点是否在瞳孔中心，如映光点不在瞳孔中心，则说明患者已在作旁中心注视。如映光点在瞳孔中心，则表示患者为中心注视。对看不清的部分，可要求患者转动眼球看，再设法看清指导者的全部面孔。

（2）让患者注视物体。选择一个与周围环境对比度高的物体，拿在手中让患者看，对年龄幼小的患儿还可考虑能使其感兴趣的物品，如食品、玩具等。训练时指导者要注意患者眼球能否稳定不动地注视该物体。要不断地重复上述动作，直到患者能对物体保持固定注视。

对中心视野受损的患者，可用厚纸做成一个覆盖物，把眼遮住。覆盖物上先开小孔，让患者移动覆盖物，直到找到并看清面前的目标，逐渐将小孔放大，练习找到目标并注视。

2. 定位注视的训练　定位注视是指把视力固定注视到需要的地方，即学会向不同方向注视。对患者来说，今后阅读需找每一页的开始或查字典、查电话簿等都需要在该页的顶端找到关键的字，生活上编织毛衣时要寻找漏针处也需视觉定位。训练的方法：

（1）接触到物体。让患者坐在桌前闭上双眼，指导者在患者伸手能达到的地方放一个色泽鲜艳与桌面对比明显的物体，然后让患者睁开眼睛并伸手去拿此物体，先用双手再练习单手拿物。开始时物体离眼较近，后逐渐变远而达到一臂的距离。通过训练，要求能直接而准确地拿到此物体。将物体置放在患者视野内的不同位置（患者的前方，左、右侧位）用上述方法继续训练。

（2）练习在不同距离，不同方位注视自己的手，或其他人的面孔。

（3）按指令对各个方位上的图形(物体)进行定位注视训练。训练时先指导患者看清各方位上图形的内容，然后按指令注视各个方位，并且说出各方位上的图形。对有一定文化程度的低视力患者，应另作卡片，按方位写上较小的文字或数字。对年龄幼小的患儿，可用小物品来代替图形。上述训练让患者先练习单眼，再练习用双眼。训练时光线要好并注意对比度。

3. 视觉认识训练　视觉认识是视功能发展的基础。帮助患者识别颜色、辨认物体形态既有助于建立视觉印象，又有利于巩固和提高注视技能。这项训练主要适用于缺乏视觉经验的儿童患者。训练方法是：

（1）指导观看物体：选用色泽鲜艳的物品在背景对比明显的环境中进行。训练时，指导者应通过语言指导患者进行细致的观察，并允许其触觉的参与，从中帮助患儿认识物体的形状、色彩和质地。

（2）指导看图：训练看画是提高视觉能力的有效措施。选用的画面要注意构图清晰、图画与背景颜色对比明显。先练习看简单的图，再看内容和色彩复杂些的图。

（3）识别及模仿面部表情：向患者说明自己要做的各种面部表情，并让其模仿。训练时，面向患者取立位或坐位，先做出高兴表情，然后做惊恐或不高兴的表情，还可做其他如闭眼、张口等动作。指导者只做面部表情，但不要出声，以免患者根据声音来确定表情。让患者模仿后再让患者讲做的是什么表情。

（4）对物体大小进行配对：把两种或三种不同大小的同类物体如硬币、念珠、小玻璃球或石块，也可以用不同长短的小木棍散放在桌面上，让患者注视物体，并找出同样大小者，然后将大小或长短一样的放在一起。训练时注意的是患者必须一次找出一个物体。物体只能通过看来配对，而不是通过触觉。

（5）比较：让患者注视一堆散放的方块积木，从中比较其大小、厚薄，并按顺序排列。用同样方法比较物体距离的远近；比较色彩深浅；比较灯光的明暗。

4. 视觉跟踪训练　近距离视觉跟踪即追随物体的训练。这是阅读、书写必不可少的视觉技巧。

练习用眼瞄线：用眼瞄线是近距离视觉跟踪中练习目光移动，提高眼球运动技能的训练。让患者用眼追随弧线和曲线、沿线的一端找到另一端、走迷宫等。画面线条由粗到细，由简单到复杂。训练时，要指导看清画面内容，提出用眼跟踪的要求。开始可允许手指与眼同时移动，后要求单纯用眼。

5. 视觉辨认训练　视觉辨认训练是集视觉认识与视觉技巧中注视、跟踪为一体的训练，对提高视觉识别能力有较大作用。日常生活中低视力患者对视力的需求虽因人而异，但掌握一定的辨认技巧以提高视效率却是一致需要的。

进行视觉辨认技巧的训练，一是要引导看出物体之间的异同，二是要通过细节差异来辨别物体。其训练方法是：

（1）相似物体的辨认：

1）质地形状相同的几只茶杯，但其中一只没有盖或缺少把手；

2）几块相似的木块，其中有一块木块缺掉一角或色泽过深（过浅）的；

3）几支相同的铅笔，其中一支没有橡皮头。

（2）相似动作的辨认：

1）挥手招呼与挥手告别；

2）点头和摇头；

3）双手合在体前还是放在背后，单臂或双臂动作等。

（3）相似图形的辨认：

1）找相同与不同。让患者从图形中辨认“胖猪与大象”、“小鸡与小鸭”两组动物各自的异同。训练时，先让患者看清每组画面各画了哪两个动物，然后找出它们之间的相同处与不同处。

2）根据细节辨认。某些图形外面大的轮廓一样，而内部细节不同。训练时先要求看清左边图形，再在右边找出相同的。可允许用一定时间看，但不能暗示答案。

3）按形状匹配。比如一幅画的画面上小狗、小猫、小猪等7个动物各拿了一块不同形状的积木，要填进沙坑的洞里，可沙坑里只有6个形状不一的坑洞，要患者说出哪块积木不能填进坑洞里。训练时先要让患者看清画面上有哪些动物，它们各拿了一块怎样的积木，然后用眼观看沙坑的坑洞，按积木与洞的形状进行匹配，说出哪块积木放不下。

6. 视觉搜寻训练　视觉搜寻是利用视觉作系统的搜寻以找到某一目标的训练，即练习跟踪、辨认为一体的扫描技巧。训练方法是：

（1）从两幅图中，找出不同的地方。如要求患者从两幅图中找出几处不同的地方。

（2）在隐蔽状态中练习搜寻。要求患者在第二张图中找出第一张图中的所包含的几样物品。训练时指导者只讲要求，不能暗示，让患者独立寻找。

7. 视觉记忆训练　视觉记忆是视功能发展的高级阶段，其形成对低视力患者特别是儿童低视力患者更准确地了解他们所看到的一切是至关重要的。由于低视力患者看到的目标往往仅是一部分或是一个模糊的全貌，而通过视觉记忆的组织，则有可能将其变得完整而清晰。要着重对儿童患者进行这方面的训练。

（1）训练的内容：

1）从总体联想部分，再从局部联想总体。

2）在众多图形中找出图形的另一部分。

3）记忆画面中情景内容。

4）认识部分与整体的关系。能根据记忆把各部分组成整体或把缺损的部分补完整。

（2）训练的方法：

1）练习记忆。如：桌面上按顺序排列几种物品，然后抽换其中一两件或打乱排列的顺序，要患者说出被抽换的是什么，或要求按原顺序排列。指导者示范动作，先单个再几个连贯，让患者看完后照样做。让患者看图片，然后口述图片内容。上述训练内容由简单到复杂，速度由慢到快。

2）提示物品所具备的某个特征，要患者联想有关的东西。如出示红色卡片，要求说出红旗、红花。又如：根据“一双长耳朵、红眼睛、三瓣嘴，说出是什么动物”。

3）出示一些不完整的图形，要求说出缺损的部分。

4）练习拼图，将分割的图形拼成一个整体。

三、临床常用的远用助视器和远用功能性视力的训练方法

远用助视器训练时需要注意：由静而动的原则。训练时可按人静物静;人静物动;人动物静;人动物动等顺序进行。在可能的情况下，尽量使用低倍远用助视器，以便患者适应。训练的内容与方法如下：

（一）注视训练

先练习裸眼或戴镜注视，再让患者使用助视器看人和物体

1. 注视远处目标的训练　选一发光物体，与手差不多大小，应保证患者能从背景中看到它，训练时指导者手持物体面对患者，双方先相距1米，所持物体应与患者眼部水平一致，让患者看手中所持之物，观看时要注意患者能否对物体保持注视，注意患者眼球是否稳定不动，还要注意是否斜视或头部歪向一侧。能看清的，则逐步拉长距离到2米、3米、4米处练习注视；如患者在＜1/2米处仍不能看到此物体时，则应使物体发出响声以吸引其注意，并观察患者的动作，注意他是否在用残余视力。

2. 注视远处不同方位目标的训练

（1）改变固视。让患者一只手拿一个小物体放在胸前眼部下方，指导者离患者3米，手中拿一个与手差不多大小的光亮物体，让患者先注视自己手中的物体，再注视指导者手中的物体，然后再注视自己手中之物，如此来回注视，以便达到能从近到远或由远到近转换视力，改变固视。

（2）看不同方位的目标。做法是：指导者在距患者2.5米处，举一张绘有较大图形或数字的卡片。先让患者看清目标，然后从中间开始，向不同方位移动画片，让患者练习向不同方位变换注视方向，可允许头部转动，但身体最好不动。随着训练的进展，要不断改换卡片内容，并逐渐把图形缩小。

3. 用助视器进行注视训练 训练的步骤如下：

（1）向患者简要介绍远用助视器的部件及其性能。

（2）练习瞄准目标，即利用远用助视器对准及发现目标。指导者在离患者2~3米处，让患者通过助视器找到并看清指导者。在开始训练时，可以帮助患者建立清晰与模糊的概念：在估计患者看不清的距离处，让患者看一幅画。让他讲出所看到的物体，然后戴上调好焦的远用助视器看清物体。再让其靠近目标，检验刚才看到的是否正确，从而知道什么是清楚与模糊，同时也激发了患者要使用助视器的愿望。

（3）学会调整焦距。患者面对白墙而坐，距离为2~2.5米，墙上挂一张图，先让患者使用未经调焦的望远镜看图，在看不清的情况下，指导者讲清调焦的道理及调焦方法，在示范以后，要患者自行练习调焦动作，但不对准任何目标。先将镜筒调到最长，然后慢慢将镜筒缩短，直到看清目标为止。接着将望远镜调过清晰点，让目标变得模糊不清，然后再调到清晰，直到熟练为止。

对有些总也学不会调焦的患者，根据他的使用情况可由指导者帮助调好焦距，然后沿镜筒上画出一条线，作为标记，帮助掌握。

（4）练习不同距离和不同角度的调焦。准备好两个不同内容的目标，一个距离患者2.5米，一个距离患者4.5米，让患者先看近的，再看远的，反复练习。指导者站在近处，拿张视标卡片，让患者读出，然后走远或改变站立的角度，让患者练习调焦。

（二）视觉识别训练

视觉识别也就是定位注视联合训练。该项训练包括两方面：一是不用助视器找到目标，二是戴上助视器寻找并看清目标。训练方法如下：

1. 在能控制的环境下训练识别技能，室内环境要求宽敞、明亮、照明最好能调节。训练内容有：

（1）发现远处物体。避开患者的视线，将患者熟知的物体，如水壶、脸盆、篮子和水桶等置放在离患者4~5米处（避免置于暗处或眩光处），要患者从中找到篮子。训练时要让患者说出此物体在何处，并能走到那里拿起篮子。如患者不能发现此物体，则可移近距离；如能看到此物体，则再用较小物体继续训练。

（2）看清大小不同的目标。用不同彩色纸剪成大小两批各种几何图形，混合在一起，分散贴在白色的墙上。大的图形要让患者直接用裸眼能看清，小的图形则要让患者使用助视器后才能看清。训练时，先让患者用裸眼看墙上的图形，说出大的，猜测小的。然后使用远用助视器进行观察，直到看清各种小号目标为止。随着训练进展，目标可以渐渐变小，距离可逐渐拉大，照明由明变暗，患者训练由坐位变立位。

2. 在缺乏控制的环境——室外进行训练

（1）识别环境。先在熟悉的环境内，再到患者不熟悉的环境内识别标志，如看路标、汽车站牌及各种不同的商店等。训练时仍然是先不用助视器找到目标，再用望远镜找到、定位并看清目标。

对有些由于头部及眼部位置改变而常常找不到目标的患者，可用一纸筒放在眼前进行定位、注视等练习。等纸筒训练无困难后，再戴望远镜进行训练。

（2）避开障碍物。在熟悉的地面上安置障碍物，或选择地面有障碍物，头上方或侧面有树的地方，让患者练习行走。指导者先告知行走方向，并提出要注意避开地面和头上的障碍物。行走时指导者要跟在患者后面，以免患者撞到障碍物。

（3）识别公交车牌号。选一个公交车站点，先告诉并指导患者认识各路车的牌号，指导者与患者同在车站上，让患者观看靠站的车辆，并找到指定的车辆。

（三）视觉跟踪训练

视觉跟踪是指用视觉追随静态物体的技能，是介于注视和追踪之间的一种训练。训练的内容和方法：

1. 用视觉跟踪与眼部平行的线条　在患者对面挂上大号图谱，并画出三条横线：第一条红色粗而短，第二条黑色细而长，第三条黄色是虚线。让患者在离图2.5米至3米处，先不用望远镜依次看图上线条，讲出各条线的长短和色彩;再戴上望远镜，由上而下找到每根线段的一端，用眼跟踪线的起端到末端，并读出两端数码。

练习跟踪水平线后，还要练习跟踪垂直线和斜线。再练习跟踪曲线及由各种线条组成的不规则线形。该项训练距离从近到远，随着视觉跟踪能力的提高，线条要逐渐变细，数字要相应变小，始终要患者注意保持头部平稳。

2. 用视觉跟踪地面的线段　用一根色彩不同的绳子，先呈直线，后呈曲线状，放在地面上，每根绳子旁边直到末端放上几个标有数字或其他图形的卡片。让患者站在绳子一端，用眼从绳子近端跟踪到该绳子的末端，并不断地读出卡片上的文字或数字。

（四）视觉追踪训练

视觉追踪是指用视觉追随运动物体的技能。其难度在于目标物在不断运动，而患者必须不断地移动头、眼，以便跟上运动物体的速度。周边视野损害明显的患者对此困难会更大。训练的内容和方法是：

1. 练习追踪物体　指导者右手持一物体，站在离患者1米处，先将此物平举在身体的右边，让患者注视这个物体。在患者看到以后，则将物体慢而平稳地从身体右侧水平移动到身体左侧，然后左右来回移动，让患者练习追踪。再做垂直移动，即物体从头上运动到腰部。追踪时要求患者利用眼和头部的平稳运动追踪移动着的物体。指导者要注意患者视线是突然还是慢慢地离开物体。如1米处不能看到物体，则缩短距离直到患者能够追踪为止。

2. 练习弧线追踪　指导者站在离患者3米处的一堵白色墙壁前面，手拿一张正反两面分别写有不同符号的卡片，在患者认清卡片的内容后，指导者移动手中卡片在头顶上慢慢作弧线运动。每隔一段距离停一下，并把卡片翻一个面。如患者能立刻读出卡片上的内容，说明已掌握了该项技能，以后可变换卡片内容，并逐步加快手部运动的速度。如看不到则可移近距离。

3. 学会追踪逐步离远或靠近的物体　训练材料及环境与上同，一开始指导者站在离患者5~6米处，然后慢慢地向患者走近和离远，每走几步就把卡片翻转一下，如患者能马上认出卡片上的内容，则继续练习斜线和曲线，速度也可逐步加快。

该项训练在室内还可通过玩滚球（或保龄球）、观看几辆不同色彩的电动玩具汽车行驶；在室外可以通过用眼追踪一个玩要小孩的奔跑和追踪骑自行车者进行训练。

（五）视觉搜寻训练

视觉搜寻是指用望远镜搜寻周围环境中某一目标的视觉技巧。该技巧的要点是：用视觉扫描方法一行一行地覆盖要搜寻的地区，要注意防止快速而不规则或无规律的方法搜寻目标。

1. 掌握搜寻技能　患者戴上望远镜，面对墙上训练图谱，按箭头方向跟踪线条，并读出线旁的数字。在患者已经熟练跟踪图上的线条后，指导者再画一个虚线图进行训练，以后再使虚线变短、虚线之间的间隔加长，最后是线全部消失，仅有在原线旁的随意而不按顺序排列的数字。在患者掌握水平搜寻技术后，再练习垂直搜寻，训练方法同上。

2. 实地训练　用学到的搜寻技能练习在拥挤人群中搜寻熟悉的人、搜寻十字路口的红绿灯、街道牌、各种不同的建筑物，如商店、影剧院、办公楼，以及天空中飞鸟等。

习　题

一、名词解释

1. 功能性视力

二、多选题

1. 功能性视力训练的基本内容包括（　）。
（A）认识和注视训练　（B）视觉追踪训练　（C）视觉辨认训练　（D）视觉记忆训练
2. 视觉的环境线索包括（　）。
（A）颜色　（B）对比度　（C）亮度　（D）空间
3. 远用助视器的训练方法包括（　）。
（A）目标定位训练　（B）注视训练　（C）定位注视联合训练　（D）跟踪训练
4. 近用助视器的训练方法包括（　）。
（A）定位训练　（B）注视训练　（C）扫描训练　（D）追踪训练
5. 影响低视力助视器能否成功使用的因素包括（　）。
（A）视力　（B）动机　（C）患者是否容易接受新事物　（D）视野
6. 影响低视力助视器能否成功使用的因素包括（　）。
（A）视力低下的持续时间　（B）病情的稳定性　（C）色觉　（D）年龄

三、思考题

1. 简述远用助视器的训练方法。
2. 简述近用助视器的训练方法。
3. 简述影响低视力助视器能否成功使用的因素。
4. 简述闭路电视助视器的训练和使用指导。

（于旭东　孙葆忱）

第七章

儿童低视力

第一节 概 述

学习要点

【掌握】儿童低视力的含义。

【熟悉】儿童低视力与成人低视力的不同点。

【了解】儿童低视力康复工作的重要的意义。

难点和分析

本节的内容重点是儿童低视力与成人低视力的不同特点与儿童低视力的康复工作的社会意义。

1. 儿童期视觉方面越是早期受损，造成的损害越大。一旦最基础的视觉发育受干扰，则以后其他与视觉直接相关或间接相关的感觉、感知功能都会受到影响。

2. 低视力儿童视力残疾的年数比起成人或者老年低视力患者更多，长期所承受的生理或心理负担，以及对家庭的经济压力和社会压力，远比想象中严重。

3. 低视力儿童中通常伴有其他残疾，这使得低视力患儿的康复工作更加困难。

4. 低视力儿童普遍存在自卑、孤僻、甚至自闭等不健康的心理状态。

做好儿童低视力的康复工作对于儿童、家庭、从业人员、甚至整个社会都具有重要而深远的意义。对于儿童低视力康复工作者而言，除了具备专业知识，更加必须具备耐心、理解、和良好的沟通能力。及早发现、及早干预、及早治疗；同时与儿科或儿童神经科医生，以及心理医生的协同合作下制定切实可行的治疗康复计划。

习 题

一、判断题

1. 从统计数据上低视力儿童在整个低视力人口中占的比例较高。（ ）
2. 低视力残疾对于儿童造成的影响比成人严重得多。（ ）
3. 占低视力人口比例最多的是老年低视力人口。（ ）
4. 低视力儿童中，有很大一部分是由于先天性的遗传疾病造成的。（ ）
5. 低视力儿童普遍存在自卑、孤僻、甚至自闭等不健康的心理状态。（ ）
6. 儿童低视力康复工作者只需要具备专业知识。（ ）
7. 大部分低视力的患儿的智力是不正常的。（ ）

二、多选题

1. 最基础的视觉发育受干扰，其他感知功能都会受到影响，例如（　）。
（A）眼肌发育　（B）嗅觉　（C）手眼协调　（D）方向感　（E）平衡感

2. 对于儿童低视力康复工作者而言，需要具备以下哪些素质（　）。
（A）手语　（B）专业知识　（C）耐心　（D）盲文　（E）良好的沟通能力

第二节　儿童低视力病因分析

学习要点

【掌握】 常见的儿童低视力疾病与特点。

【熟悉】 国内与世界常见的儿童低视力病因。

【了解】 儿童低视力联合其他功能障碍疾病。

难点和分析

本节的内容重点是各种常见的儿童低视力疾病及其特点；国内与世界排列居前的儿童低视力病因；了解儿童低视力与其他功能障碍的关系。

常见的儿童低视力疾病：小眼球、白化病、全色盲、先天性婴幼儿型青光眼、原发性视网膜色素变性、先天性白内障、先天屈光不正。

我国低视力患儿的主要病因均为先天性及遗传性疾病，列第一位的是先天性白内障及术后无晶体眼；其他依次为先天性眼球震颤、屈光不正及弱视、先天性小眼球小角膜、原发性视神经萎缩、视网膜色素变性、白化病等。

一些遗传综合征或先天感染导致的疾病不仅影响视力，而且会造成听力障碍或其他功能障碍。常见的有Usher综合征 和马方（Marfan）综合征。

习　题

一、判断题

1. 高度近视可能造成的严重的视网膜病理性改变、视网膜脱落、黄斑出血等造成的低视力甚至盲。（　）

2. 我国低视力患儿的主要病因均为先天性及遗传性疾病，列第一位的是先天性白内障及术后无晶体眼。（　）

3. 世界各地儿童致残致盲的病因差异不太大。（　）

4. 较贫穷的国家较常见的病因为大脑及神经系统疾病以及视网膜疾病。（　）

5. 中等发展中国家较常见的病因主要为遗传性视网膜营养障碍和早产儿视网膜病变。（　）

6. 先天性白内障是临床上较常见的一种先天性眼病。（　）

7. Usher综合征是耳聋儿童致盲的主要病因，在聋盲患者中的发病率高达50%。（　）

二、单选题

1. 先天性婴幼儿型青光眼的眼内压（　）。
（A）较低　（B）较高　（C）正常　（D）无法预测

2. 以下哪项不是白化病的特点（　）。
（A）先天性遗传色素缺乏　（B）视力显著减退
（C）对强光较敏感　（D）对颜色不能识别
3. 以下哪项不是先天性白内障的特点（　）。
（A）先天性眼病　（B）发生晶状体混浊
（C）黄斑出血　（D）及早手术对预后有重要意义
4. 我国低视力患儿的主要病因是（　）。
（A）先天性白内障　（B）原发性视神经萎缩　（C）视网膜色素变性　（D）白化病
5. 发达国家中的儿童低视力常见病因为（　）。
（A）维生素A缺乏　（B）大脑及神经系统疾病
（C）早产儿视网膜病变　（D）新生儿眼炎
6. 马方（Marfan）综合征的特点（　）。
（A）角膜混浊　（B）视网膜脱落　（C）黄斑出血　（D）常伴有晶体脱位
7. 以下哪项不是常见的儿童低视力疾病（　）。
（A）小眼球　（B）视网膜母细胞瘤　（C）全色盲　（D）先天性眼球震颤

三、多选题

1. 以下哪些是常见的儿童低视力疾病（　）。
（A）先天性小眼球小角膜　（B）先天性白内障　（C）先天性婴幼儿型青光眼
（D）原发性视网膜色素变性　（E）先天性眼球震颤
2. 以下哪些是马方（Marfan）综合征的特点（　）。
（A）体型偏瘦长，蜘蛛指　（B）麻疹　（C）常伴有晶体脱位
（D）混合性耳聋　（E）红绿色盲
3. 以下哪些是我国低视力患儿的主要病因（　）。
（A）先天性白内障或术后无晶体眼
（B）先天性眼球震颤
（C）屈光不正/弱视
（D）白化病
（E）原发性视神经萎缩
4. 较贫穷的国家的儿童低视力较常见的病因（　）。
（A）全色盲　（B）维生素A缺乏　（C）麻疹
（D）新生儿眼炎　（E）先天性婴幼儿青光眼
5. 不仅影响视力，会造成听力障碍或其他功能障碍的遗传综合征中较常见的有（　）
（A）Usher综合征　（B）牵牛花综合征　（C）唐氏综合征
（D）原发性视网膜色素变性　（E）马方综合征

第三节　儿童低视力康复特点

学习要点

【掌握】 正常儿童的视力发育规律。

【熟悉】 儿童低视力康复的注意事项与制订低视力儿童的康复目标。

【了解】 低视力儿童的功能视力。

难点和分析

正常儿童的视力发育规律，从1个月到4岁每个阶段的视力发育情况。

熟悉儿童低视力康复的若干注意事项，包括训练过程和预后、实践操作与心理辅导各方面。制订复健的目标应该随年龄和患儿能力不同需要灵活定制。

了解低视力儿童的功能视力的意义。

习　题

一、判断题

1. 1个月内的新生儿，可以具有完全的辐辏功能和调节功能。（　）
2. 2~3个月的婴儿视力相当于0.01~0.02。（　）
3. 4~5个月的婴儿开始出现粗略的调节能力。视力能达到0.02~0.05。（　）
4. 6~8个月的婴儿，可以追随移动的目标物，视力达到0.06~0.1。（　）
5. 10个月~1岁左右的新生儿，视力可达0.15~0.25。（　）
6. 2岁的婴儿，有较完全的辐辏及调节能力，视力可达0.5左右。（　）
7. 3岁的婴儿可建立初步的双眼视觉功能，视力约0.6~0.8。（　）
8. 4~5岁的幼儿，视力可达到0.8~1.0。（　）
9. 4~5岁的幼儿双眼单视功能较稳固，但易引起紊乱，训练后可再建立。（　）
10. 大多低视力患儿的残余视力训练后会有显著提高。（　）
11. 儿童的调节能力很强，因此幼年的低视力患儿的近距离视力较好。（　）
12. 低视力患儿所患的眼病与成人低视力患者一样，所以其预后及处理方法基本相同。（　）
13. 低视力儿童经过手术后，视力即会恢复或提高到正常水平。（　）
14. 低视力幼儿往往能自然的利用残余视力，常意识不到自己有视觉缺陷。（　）
15. 周边视力可以辅助孩童行走和活动，中心视力可以辅助孩童进行较精细工作。（　）

二、单选题

1. 1个月内的新生儿的视力为（　）。
   （A）0.02~0.05　（B）0.06~0.1　（C）手动视力　（D）0.01–0.02
2. 4~5岁的幼儿视力一般为（　）。
   （A）0.5左右　（B）0.8~1.0　（C）手动视力　（D）0.6~0.8
3. 儿童的调节能力很强，一般可以保持的调节力为（　）。
   （A）8~14D　（B）5~10D　（C）2~3D　（D）7~8D
4. 以下哪个是周边视力的作用（　）。
   （A）看黑板　（B）辅助孩童进行较精细工作　（C）行走和活动　（D）阅读书本
5. 以下哪个是中心视力的作用（　）。
   （A）辅助孩童进行较精细工作　（B）看黑板　（C）行走和活动　（D）阅读书本

第四节　儿童低视力检查

学习要点

【掌握】 常用的儿童低视力检查方法。
【熟悉】 儿童低视力检查的特点。
【了解】 不同年龄阶段儿童的检查特点。

难点和分析

熟悉儿童低视力检查的特点。

各种常用的儿童低视力检查方法：包括远视力与近视力检查、屈光状态检查、双眼视觉检查、色觉检查、视野检查、对比敏感度检查、其他检查。

了解不同年龄阶段儿童的检查特点。

习　题

一、判断题

1. 低视力儿童的复健的临床评估与常规眼部的检查相同。（　）
2. Sheriden测试检查距离3m，患儿可以看到白色小球直径设为0.32cm，则估算其小数视力则为0.3 。（　）
3. 视动性眼震（OKN）：将视动滚筒放在患儿眼前，转动滚筒，观察如果幼儿出现眼震，说明其有一定的视力。（　）
4. 视觉诱发电位VEP是主观检查。（　）
5. 婴幼儿视网膜检影检测通常在睫状肌麻痹下进行。（　）
6. 配对试验法使用各种大小不同的玩具都可用来作为目标物，通过公式推算其视力。（　）
7. 大多低视力患儿都伴有相当严重的屈光不正，准确的屈光矫正可以有效地扩大实用视力。（　）
8. Titmas试验，用于小儿立体视功能的检查。（　）
9. 周边视力对低视力儿童日常行动没有影响。（　）
10. 视锥细胞营养不良的患儿给予配戴滤光镜片，可以有效提高其功能视力。（　）

二、单选题

1. Sheriden测试，检查距离3m，将白色小球直径设计成0.32cm直径相当于小数视力的（　）。
（A）0.02~0.05　（B）0.3　（C）0.15　（D）0.01~0.02
2. 视网膜检影镜进行屈光状态检查不适合以下哪种情况（　）。
（A）高度散光　（B）无晶体眼　（C）屈光介质混浊　（D）远视或近视
3. Titmas试验用于检查哪方面视觉功能（　）。
（A）远视力　（B）近视力　（C）对比敏感视力　（D）立体视觉

4. CARDIFF测试卡表试验用于检查哪方面视觉功能（　）。
（A）远视力　（B）近视力　（C）对比敏感视力　（D）立体视觉
5. 以下哪项检查方法与视野检查无关（　）。
（A）“面对面”对比法　（B）视觉诱发电位
（C）弧形视野计　（D）Goldman视野计

三、多选题

1. 在评估视力时可能会影响孩童反应行为的因素有（　）。
（A）使用药物的影响作用　（B）检查的时机　（C）强迫头位或体位
（D）基础反应失调　（E）过往检查情况的经验
2. 以下哪些属于视力检查（　）。
（A）“LogMAR”视力表　（B）图形视力表　（C）视动性眼震
（D）Sheriden测试　（E）Lea Symbols视力表
3. 视野检查包括（　）。
（A）Amsler视力表　（B）弧形视野计　（C）Lang stero 试验
（D）CARDIFF测试卡表　（E）Goldman视野计
4. 婴幼儿期没有视觉信息的输入，可能会激发发育异常例如（　）。
（A）单眼视　（B）红绿色盲　（C）斜视　（D）斜颈　（E）震颤

第五节　儿童低视力助视器的应用

学习要点

【掌握】 各种常用的儿童低视力助视器。

难点和分析

各种常用的儿童低视力的助视器及使用要点：手持式放大镜和立式放大镜、高正度数的框架镜、望远镜、滤光镜片。

习　　题

一、判断题

1. 望远镜用来使远处的目标放大。它既可以是单目式望远镜，也可是双目式望远镜。（　）
2. 儿童的调节力较强使他们不用戴眼镜在近距离作业时也能提供清晰的像。（　）
3. 手持式放大镜和立式放大镜可以用来放大近距离的目标。（　）
4. 白化病孩童可以通过配戴滤光镜片使成像质量提高从而提高患儿实用视力。（　）

二、多选题

1. 常用的儿童低视力的助视器有（　）。
（A）手持式放大镜和立式放大镜　（B）高正度数的框架镜　（C）望远镜
（D）滤光镜片　（E）便携式CCTV
2. 非光学助视设备有（　）。
（A）立式放大镜　（B）照明灯　（C）放大阅读材料　（D）滤光镜片　（E）阅读架

第六节　低视力儿童其他视觉及感知功能训练

学习要点

【了解】儿童低视力检查的视觉训练与其他感觉训练。

难点和分析

视觉功能的高低不单纯取决于视力的好坏，依靠相关的训练也可以提高视觉效率。正常的视觉技能包括固定、注视、扫视追踪、调节集合等。

对于低视力儿童而言，其他感觉越早接受训练，收效越大，而且往往这些感觉功能会更优于正常人。这些感官功能训练包括：听力训练、触觉或触-运动知觉训练、嗅觉以及味觉训练等。

习　题

一、判断题

1. 低视力儿童应该尽量多使用其残余视力，其用眼越多，视觉技能就使用越熟练，视觉效率也越高。（　）

2. 听力训练就是让患儿尽量听各种声音，并使其了解不同声音的差别及含义。（　）

二、多选题

1. 正常的视觉技能包括（　）。

（A）复视　（B）固定　（C）注视　（D）调节集合　（E）扫视追踪

2. 除了视觉以外，其他感官功能训练包括（　）。

（A）听力训练　（B）阅读训练　（C）触觉或触-运动知觉训练

（D）嗅觉训练　（E）味觉训练

第七节　不同年龄阶段的儿童低视力康复

学习要点

【熟悉】不同年龄阶段的儿童低视力康复特点。

难点和分析

儿童低视力的复健计划随着孩童成长阶段定期评估，根据其视力需要选择相应的助视器。学龄前儿童，应较早地被指导如何使用低视力助视器；初等学校的孩童，学龄期的孩童根据日常生活的需求可能需要准备几个不同类型的放大镜；中高级学校的儿童，注意这个年龄段孩童的心理活动。

习　题

一、判断题

1. 儿童低视力的复健计划随着孩童成长阶段定期评估，根据其视力需要选择相应的助视

器。（　）

2. 学龄期的孩童只需要一个助视器即可满足其日常学习和生活。（　）

3. 骑跨式眼镜望远镜通常很容易被孩童所接受。（　）

4. 低视力少儿不会受到来自同龄人的歧异或压力。（　）

第八节　儿童低视力伴随听力障碍或多功能障碍

学习要点

【了解】儿童低视力伴随听力障碍或其他多功能障碍的注意事项。

难点和分析

1. 儿童低视力与听力障碍。

较早地确诊和处理低视力病情对于听力损伤的患儿尤为重要。对疑似Usher综合征的不明原因造成的耳聋患儿，在被确诊病因前，应尽可能早地给予视觉刺激以提高视觉认知及学习能力。所有听力障碍的儿童，都应检查近视力、远视力、对比敏感度、色觉、眼球运动功能、睫状肌麻痹前后的屈光状态检查等。

2. 儿童低视力与多功能障碍。

多功能障碍的儿童应该尽早做视力评估，因为他们一般都有较高的屈光不正以及其他视觉损伤存在。严重视觉受损的婴儿会阻碍视觉发育，甚至影响全身的发展。这类患儿的复杂的知觉能力，比如视觉认知、视觉注视、视觉空间方向感等功能也常受到显著影响。此时，儿童的物理治疗师可以开展方向感及眼动功能训练的指导练习。

习　题

一、判断题

1. 所有听力障碍的儿童，都应检查近视力、远视力、对比敏感度、色觉、眼球运动功能、睫状肌麻痹前后的屈光状态检查。（　）

2. 患儿畏惧黑暗或者在昏暗的环境下显得行为笨拙，均有可能提示开始出现了夜盲（　）

3. Usher综合征的患儿视野不会受到影响。（　）

4. 大脑受损的儿童可能完全丧失调节能力。（　）

5. 多功能障碍的儿童常常患有中枢神经系统异常导致视觉损伤。（　）

二、多选题

1. 疑似视觉听觉双重受损的疾病有（　）。

（A）Usher综合征　（B）先天性白内障　（C）先天性风疹

（D）唐氏综合征　（E）早产儿病变

（亢晓丽　田琳璐）

第八章 老年低视力

第一节　老年低视力的病因及患病率

学习要点

【掌握】 老年低视力的主要致病原因。

【熟悉】 常见老年低视力眼病的视觉障碍表现。

【了解】 年龄有关的眼解剖和视力的变化跟老年低视力的关系。

难点和分析

1. 老年低视力的主要致病原因。

分析：我国在1987年和2006年分别对残疾人进行了两次残疾情况调查，两次抽样调查结果对比显示，视觉残疾人群中盲与低视力之比由1∶1.33 转变为1∶2.03，低视力状态的人群明显增加。我国调查结果，60岁以上老年人视觉残疾的主要病因为白内障（60.11%）、沙眼（10.48%）、角膜病（10.26%）、脉络膜视网膜病变（10.26%）、青光眼（5.74%）等。白内障是盲和低视力的首位病因，但与盲不同的是，低视力的主要原因是高度屈光不正。

解决：以图表形式说明各种原因的眼病所导致的低视力比率。

2. 怎样评估和提高老年低视力患者的康复需求。

分析：老年人的知识背景和文化层次不一，对视觉质量的要求不一，比如阅读和书写的近距离康复需求、从事音乐、绘画、书法的中距离（1米左右）康复需求、看路牌、看电视的远距离康复需求。康复手段多样，并且相互之间相互影响，如何有针对性地解决患者的康复需求，并在工作中提高患者的康复需求是低视力康复重点。

解决：取常见致老年低视力眼病如高度近视、白内障、青光眼、视网膜色素变性等，了解疾病特点和康复考虑因素，引导学生针对不同康复需求进行小组讨论，从而确定针对不同人群的康复需求重点，以及从日常生活、学习、工作角度出发。启发患者发现自己的康复需求。

习　　题

一、判断题

1. 60岁以上的老年人口占全国人口的10%时，即为老龄化国家或社会。（　）

2. 2006年进行的全国视觉残疾的抽样调查显示，视觉残疾人群中盲与低视力之比为1∶2.03，低视力状态的人群远比盲的人群多。（　）

3. 白内障是视觉残疾的首位病因，低视力的首位原因也是如此。（　）

4. 从60岁以上年龄组开始，盲和低视力的患病率都呈现上升趋势；年龄越大，患病率反而越低。（　）

5. 随年龄增长，晶状体的密度增高、变黄且弹性降低，失去部分调节能力，但不会使视力降低。（　）

二、单选题

1. 老年人低视力的主要病因（　）。

（A）老视　（B）隐斜视　（C）白内障　（D）散光

2. 在我国老年残疾人中，各类残疾从多到少排列的顺序为（　）。

（A）听力视力、肢体残疾、视力残疾　（B）肢体残疾、听力视力、视力残疾

（C）视力残疾、肢体残疾、听力视力　（D）听力视力、视力残疾、肢体残疾

3. 以下不是年龄有关的眼解剖和视力的变化为（　）

（A）散射　（B）失去调节能力　（C）瞳孔变小　（D）暗影

第二节　老年低视力患者的特点

学习要点

【掌握】 老年低视力的心理状态和康复需要。

【熟悉】 针对老年低视力康复需要不同来选择相关的各种低视力康复手段。

【了解】 老年低视力合并听觉障碍的处理方法。

难点和分析

1. 老年低视力的心理状态决定康复效果

分析：在实际工作中经常要面对患者因年龄、性格、处事能力的不同而表现出对于康复的错误理解，不少患者虽已转到低视力专科门诊就诊，但他们仍寄希望于药物或手术的治疗。

解决：低视力工作人员必须与家属紧密配合对患者先做心理方面的疏导，先使患者乐意接受帮助，然后再根据患者的不同类型和不同需求进行视力康复。

2. 怎样对老年低视力患者选择适合的康复手段。

分析：康复手段多样，并且相互之间相互影响，如何讲解让学生了解康复手段的制定方法，以及评估手段的有效性。

解决：取常见致老年低视力眼病如高度近视、白内障、青光眼、视网膜色素变性等，了解疾病特点和康复考虑因素，引导学生针对疾病特点进行小组讨论，从而思考适合的康复方法。

习　题

一、判断题

1. 伴随老年人口的增加会有更多视、听双重残疾者。（　）

2. 低视力患者加上听觉丧失时，会成为双重残疾者，会加重视觉残疾的表现程度。（　）

3. 老年低视力患者除了双眼视功能明显减退外，还常常伴有其他各种系统疾病，如耳聋、神经系统疾病等。（ ）

4. 老年低视力患者乐于接受助视器康复，而不是普通的医疗手段，所以无心理康复的必要。（ ）

5. 老年低视力患者伴有听觉丧失时，就会成为双重残疾者，需要耳鼻喉科医生进行耳部检查，查看外耳道是否通畅、鼓膜是否有异常情况。对于中耳或内耳病变者，还需要听力评价。（ ）

二、多选题

1. 患者出现哪些症状时，应高度怀疑有听觉障碍（ ）。
（A）就诊听话时坐在椅子前缘 （B）手弄成杯状放在耳后倾听他人讲话
（C）经常错误理解他人说话含义 （D）诉说他人讲话含糊不清

2. 临床上听力检查法包括（ ）。
（A）纯音听力图 （B）语言听力测试 （C）声阻抗测听 （D）电反应测听

第三节 老年低视力患者的处理及康复

学习要点

【掌握】 对老年低视力的视觉矫正特点。
【熟悉】 对老年低视力常用的远近助视器的选择方法以及如何改善环境保护的行动安全和方便生活
【了解】 老年低视力康复对生存质量的意义。

难点和分析

1. 老年低视力的视觉矫正特点。

分析：所有的低视力患者到低视力门诊后都要重新做一次屈光检查，以求尽量通过镜片矫正来提高视力。屈光矫正方法多样，应考虑到矫正的特点给了矫正。

解决：以图片形式说明各类矫正方法的特点，组织学生讨论，从安全、方便的角度为患者提出矫正方案。

2. 怎样对老年低视力患者选择适合的康复手段。

分析：康复手段多样，并且相互之间相互影响，如何讲解让学生了解康复手段的制定方法，以及评估手段的有效性。

解决：取常见致老年低视力眼病如高度近视、白内障、青光眼、视网膜色素变性等，了解疾病特点和康复考虑因素，引导学生针对疾病特点进行小组讨论，从而思考适合的康复方法。

习 题

一、判断题

1. 低视力门诊可能是患者获得提高视力的最后一次机会，通过助视器的配戴，有80%以上的人可以获得视力的改善。（ ）

2. 望远镜式助视器的优点是能使远处目标放大，是提高远视力的唯一助视器，缺点是视野明显缩小，景深短，不能用以走路。（　）

3. 定向及行动指导员专门负责患者在室内外的行动、导向训练，使患者能够逐步适应外在环境而能完全自理。（　）

4. 双焦点眼镜可以同时看远和看近，方便低视力患者安全使用。（　）

二、单选题

1. 哪项不是老年低视力患者的康复需要（　）。
（A）肢体训练　（B）近距离阅读和书写
（C）中距离阅读电脑屏幕　（D）远距离看电视

2. 双筒眼镜式望远镜远用光学助视器，放大率为2.5倍，可用以（　）。
（A）观看电视　（B）看清电脑屏幕　（C）视野超过30°　（D）行走使用

3. 眼镜式近用助视器，即高度数的正镜镜片，这种镜片如不超过+10.00D时可以维持双眼单视。如超过+10.00D或+12.00D则常常难获双眼单视，只能用单眼看目标，需要给以（　）补偿。
（A）正球镜　（B）柱镜　（C）水平棱镜　（D）消像差

4. 对老年低视力患者的康复训练除视觉训练以外，还需要的训练有（　）。
（A）戴镜　（B）助视器的正确使用和保养　（C）定向行走　（D）日常起居

三、多选题

1. 哪些眼科疾病早期用低视力助视器有效（　）。
（A）病理性近视　（B）白化病　（C）术后无晶状体
（D）白内障　（E）进行性青光眼

2. 哪些疾病的低视力患者存在视野缩小（　）。
（A）视网膜色素变性　（B）进行性青光眼　（C）角膜白斑　（D）视神经萎缩

3. 60岁以上老年人低视力常见病因有（　）。
（A）高度近视　（B）老年性白内障　（C）角膜病
（D）老年黄斑变性　（E）青光眼

4. 可以改善老年人生活用眼环境的方法有（　）。
（A）有序放置室内物品　（B）增进听、嗅、尝、触摸等感觉体验
（C）房间陈设　（D）居室照明

（张　缨）

第九章

低视力门诊的建设

第一节　低视力门诊的布局和设计

学习要点

【掌握】 低视力门诊的布局和照明设计的特点。

【熟悉】 低视力门诊的布局和照明设计的注意事项。

【了解】 盲校低视力教室的布局和设计。

难点和分析

一、适合低视力患者的照明

对于低视力患者来说，理想的照明并没有一个统一的标准，患者个体的主观感受是衡量照度是否合适的基本指标，但要注意的是有时候患者说“看得见”或“看得清”并不意味着这样的照明对他来说是足够的，因为他可能从来没有体会过更好或更舒适的照明，所以判断照度是否足够同时还取决于患者个体的眼病情况、所要完成任务的性质、阅读字体的大小，以及指导者的仔细观察和判断。必须要强调的是各种不同的眼病对光源的需求是不同的，有的需要强光照明，有的则需要中度或低度照明。如青光眼、黄斑损害、视神经萎缩、病理性近视、视网膜、脉络膜以及视神经缺损、大多数的黄斑部病变的患者，往往喜欢强光照明；而另一些眼疾则相反，如白化病、先天性无虹膜、全色盲、白内障后囊混浊、角膜中央部混浊等眼病一般适合低度照明。所以为了更好地满足不同患者对照度的不同需求，除了在教室、诊室或在家里安装合适的公共照明（如顶灯）外，还应配备亮度可调节的个人照明装置（如台灯）。

对于需要强照明的患者来说，我们怎样才能知道他们所需的照明是否足够呢？决定照度的因素来自于两方面：自然照明和人工照明。

（一）自然照明

室外白天自然照明的强度介于：3000 lx（阴沉昏暗的冬日）~10000 lx（阳光灿烂的夏日）之间，在室内的自然照度则会相对减弱，特别是阴天。为了能够获得足够的自然采光，使教室具备适宜的光照条件，教室的朝向非常重要，从全国各地日照条件看，建筑物的良好朝向基本上是南向。双侧采光更能保证教室里面的课桌面和窗边课桌面上的采光接近一致，但如果现有建筑条件受限而只能单侧采光，则一般采光面应位于学生座位的左侧。

（二）人工照明

当自然照度无法满足患者的学习、生活需求时，就需要借助人工照明的辅助。照度的大小、均匀性与灯的种类、功率、数量和悬挂高度、角度等因素有关。室内人工照明宜采用荧光灯，因为它接近于自然光线，发光效率高，比白炽灯热量低。但荧光灯长时间使用后有时可能出现嗡鸣、闪动、启动慢的现象，发光效率也有所降低，所以一般一年以上便需要更换。在盲校，对黑板的照度也有特殊的要求，根据我国《特殊教育学校用房的设计》的规定，盲校黑板灯的垂直照度要达到500 lx，照度均匀度不小于0.7，为满足此条件，一般在黑板的前上方需加40瓦荧光灯两只。在进行灯光设计时还要避免眩光和反射，因此应选择高频荧光灯，且应配有保护灯罩、灯栅或使用遮光罩或漫反射材料，不使用裸灯。

为了使桌面达到500 lx以上的照度，一般教室内应安装8~9只40瓦的盒式或带灯罩的荧光灯，并采用纵向排列的安装方式，即灯的长轴垂直于黑板的方向布置，这样可使桌面与黑板的照度一致。在家中或其他学习场地要达到这一标准，就必须要配备台灯。无论白天还是晚上，台灯对低视力患者的工作、学习都是非常重要的。挑选台灯的要求参见教材。

（三）影响照明的其他因素

自然照明和人工照明的控制除了在亮度上应予以重点考虑外，还需要考虑光线的均匀分布、防止眩光、光线的方向等因素。

1. 光线的均匀分布　单调的几乎恒定不变的照明容易使人疲乏困倦、注意力下降、对空间的感觉难度加大；光亮度差异过大的照明则使眼睛要不断地调节适应，从而加重视觉的负担和不适感觉。例如当患者的眼睛由一个亮度区域（如桌上的书或笔记本）移到另一个亮度区域（如房门）时，眼睛需要一段时间的调整以适应新的亮度水平，如果各区域亮度差别太大就会引起视疲劳而影响工作能力。另外需要我们关注的是坐在窗边的视力残疾学生，他们既要看较强的自然光照下的书本，又要注视在散射光照射下的老师或黑板，明暗的不断变化会使人眼处于频繁的调节状态，易产生视疲劳。因此，需要在视觉活动范围内使空间内各个区域的亮度差控制在一定范围内，避免明暗度的明显变化。患者在家学习时，仅仅使用台灯满足阅读、写字是不够的，房间内其他的灯光照明也是非常必要的，室内除了主要用于阅读或近距离工作的照明以外，还应该有一个辅助照明，比工作灯照明稍暗一些。

2. 防止眩光　光线是人看清事物的先决条件。但是过强的光线会造成眩光，使视觉受到干扰。不论是自然照明还是使用人工照明，都应该考虑到防止眩光。眩光可分为直接眩光和反射眩光两种情况。直接眩光指的是由视野中的高亮度或未曾充分遮蔽的光源所产生的眩光；反射眩光则是由光滑表面的反射所产生的眩光。眩光会使人的视觉影像模糊化，阅读吃力，容易造成视疲劳，降低阅读效率，甚至造成眼睛酸痛、头痛等问题。

为了防止自然光（如太阳光）的直接照射而引起眩目，可在窗户上使用遮阳板或在室内安装窗帘。

为了减少人工照明形成的直接眩光和反射眩光，需要在光源上安装带30度保护角的灯罩和防止眩光的遮光板；同时视线与发光体间形成的夹角越大越好，灯具的悬挂高度应使光源在视线的30~45度角范围之外。反射眩光则可能来源于过于光滑和反光的地面、桌面、书本纸张等，因此室内各表面应采用不致引起镜面反射的表层材料，如写字台的桌面不要用太光滑、容易反光的材料，而应该适当地加铺深色的、带有摩擦力的衬垫；书籍纸张采用避免反光的材质及较为柔和的颜色，地面、黑板应选用亚光材质或涂料等。

3. 光线的方向　光线的入射方向对阅读的直接影响是阴影的产生。教材中提到选择台灯时的一个重要标准是台灯的灯臂可以调节，以适应不同的身高和阅读姿势，其根本原因就在于控制光线的方向。台灯的放置位置也很有讲究，应根据患者书写习惯安放，如右利手患者需要将台灯放在左前方，左利手患者则需放在右前方，这样就能避免手对光线的遮挡而在书本上形成阴影。光源不能太高也不能太低，太高亮度会降低，而且使头部遮挡光线在书本上形成阴影；太低则不便阅读。一般光源与读物成45度角最佳，同时应考虑不同个体的需求适当调整角度。

很多低视力患者由于视觉的缺陷，头往往离书本很近，如果使用助视器，如用近用阅读眼镜学习时，离书本的距离则可能更近，常常在2~ 10cm范围，所以头部将遮挡很大一部分光线。这时如果能正确利用自然照明，例如让他们坐在窗户旁边，两眼中相对较好的眼与窗户同侧，就可以一定程度上弥补由于阅读姿势带来的照度损失。

二、拓展阅读

盲校中低视力教室的布局和设计的建议：

1. 教室整体环境的设计　采用高对比的橘红色油漆装饰教室门框、窗框等位置，教室里的开关、插座等用专业高对比度能触摸的标志突出。地面采用颜色鲜艳、材质柔软的地毯作为引导和防护用途。不同颜色的地毯能清晰地分割出活动区域、生活区域、学习区域，并且能引导低视力患儿迅速入座。教室四周配有标准高对比度的栏杆同样可以起到保护和引导的作用。

2. 教室的照明　顶部采用高照度的LED可调节照明设备，能提供充足、均匀的照明。每张课桌上配备有可调节的近距离阅读灯（白炽灯）。低视力患儿可根据自己不同的需求调节照明亮度。

3. 辅助学习设备　每张课桌配有学习用的电脑和远近两用电子助视器。每台电脑可连接老师教学电脑。同时根据低视力专科检查结果给每位低视力患儿配备了光学放大镜、单筒望远镜、便携式电子助视器等提供他们平时在宿舍或日常生活中使用。

4. 低视力设备　教室后面配有进口的灯箱专门针对视力较差的学生做低视力认知训练。同时配有标准对数视力表以及低视力标准验配箱一个，盲校的老师可以通过这些简单的设备来监测低视力患儿的视力情况。

第二节　低视力门诊所需的设备和助视器

学习要点

【掌握】 基层单位低视力门诊所需的基本设备和助视器。

【熟悉】 眼科专科医院和大型眼科中心的低视力门诊所需的其他设备和助视器。

【了解】 低视力患者检查和康复所需的一些特殊仪器和设备。

难点和分析

一、对于基层单位低视力门诊所需要配备的检查设备

（一）各种远近视力表。

（二）Amsler方格表。

（三）立体视检查本。

（四）色盲检查本。

（五）镜片箱和试镜架。

（六）±1.00DC；±0.75DC；±0.50DC；±0.25DC手持式交叉柱镜。

（七）检影镜。

（八）检眼镜。

（九）裂隙灯。

（十）角膜曲率计/角膜地形图。

（十一）阅读架。

（十二）阅读视力表或不同字体大小的阅读材料。

（十三）各种低视力康复功能训练图谱和实物。

（十四）帮助低视力患者使用助视器进行扫视、追踪、定位训练的材料和相应的指导小册子。

（十五）低视力门诊专用的病历。

二、对于基层单位低视力门诊所需配备的助视器

（一）不带光源的手持放大镜系列：2×，3×，4×，5×，6×，7×，8×；相同放大倍数的带光源的手持式放大镜。

（二）可变焦距的台式放大镜或胸挂式放大镜。

（三）固定焦距不带光源的台式放大镜：2×，3×，4×，5×，6×，7×，8×。以及相同放大倍数的带光源的台式放大镜。

（四）镇纸式放大镜：放大倍数在1.5~3×之间。

（五）其他各种小型放大镜。

（六）眼镜式放大镜：+6.00D，+8.00D，+10.00D，+12.00D，+14.00D，+16.00D比较常用，可以是半框/全框的眼镜，也可以用夹持式眼镜放大镜。

（七）望远镜：放大率从2.5×到10×，可以是单筒或双筒，可以是手持式、夹持式或眼镜式。

（八）各种颜色的滤光片。

（九）患者日常生活所用到的各种材料：如各种印刷品的样本（杂志、地图、电话号码簿、报纸、时间表、大字印刷的材料）；针、线、羊毛、棉毛用于编织和缝纫；不同类型的笔（铅笔、圆珠笔、记号笔等）不同类型的纸（白纸，画线纸）；支票的范本，书写框，标记笔，低视力患者用的注射器，大字印刷或会发音的药瓶子，其他大字印刷或会发音的医疗用品，大字键盘的电话，穿线器和各种不同颜色的线，大字印刷的扑克牌或盲人用的扑克牌等。

三、眼科专科医院和大型眼科中心的低视力中心所需的其他检查设备

除了低视力门诊所需要配备的基本检查设备以外，低视力中心还需要配备：

（一）眼压计。

（二）自动验光仪。

（三）视野计。

（四）对比敏感度检查表。

（五）Worth 4点灯，线状镜，4^{Δ}三棱镜。

四、眼科专科医院和大型眼科中心的低视力中心所需的其他助视器

除了低视力门诊所需要配备的基本助视器以外，低视力中心还需要配备：

（一）各种计算机软件如各种屏幕放大软件。

（二）智能阅读机：进行文章的扫描和朗读。

（三）各种电子助视器：各种近用、远用或远近两用电子助视器、低视力增强系统。

（四）全球定位系统。

第三节　低视力门诊的人员配备和分工

学习要点

【熟悉】低视力门诊的人员配备和各自的分工协作。

难点和分析

一、适合我国国情的低视力门诊的人员配备和分工

眼视光医生：进行患者眼病的诊治，确定低视力患者，并对患者进行屈光检查，对患者的视力、视野、对比敏感度等各种视功能，以及对阅读能力、照明需求和活动能力等做出评价，确定低视力患者所需的助视器，协助低视力患者选择最适合的助视器，开具助视器处方，并负责随访观察。

护士：患者病史的问诊，详细询问低视力患者的日常生活状况，低视力患者在日常生活中所碰到的困难。提供患者各种低视力康复途径和相关的康复信息。

视光学技师或护士：指导患者如何使用低视力助视器，进行视功能训练，如指导患者如何使用助视器进行阅读和看远处的物体，在日常生活和工作中如何使用低视力助视器，以及如何对助视器进行保护和清洁等。

如果没有眼视光医生，则低视力门诊可以配备：

眼科医生：进行患者眼病的诊治和处理，确定低视力患者，检测患者所需的低视力助视器，并开具低视力助视器处方，负责随访观察。

验光师：对低视力患者进行屈光检查，协助眼科医生为低视力患者选配助视器，开具助视器处方。对患者的视力、视野、对比敏感度等各种视功能，以及对阅读能力、照明需求和活动能力等做出评价。

护士：患者病史的问诊，详细询问低视力患者的日常生活状况，低视力患者在日常生活中所碰到的困难。提供患者各种低视力康复途径和相关的康复信息。

视光学技师或护士：指导患者如何使用低视力助视器，进行视功能训练，如指导患者如何使用助视器进行阅读和看远处的物体，在日常生活和工作中如何使用低视力助视器，以及如何对助视器进行保护和清洁等。

如果有条件还应配备：

心理医生：如果有条件的话，应该要配备心理咨询医生，负责低视力患者的心理咨询工作，帮助其树立对生活的信心。

职业治疗师：了解低视力患者日常生活中各个方面的情况，针对性地帮助患者进行生活技能以及安全行走方面的训练如过人行道、上下台阶、自动楼梯等的训练。

第四节　低视力门诊的工作模式

学习要点

【熟悉】 低视力康复工作的模式。

难点和分析

一、比较完善的低视力康复工作模式

比较完善的低视力康复工作模式

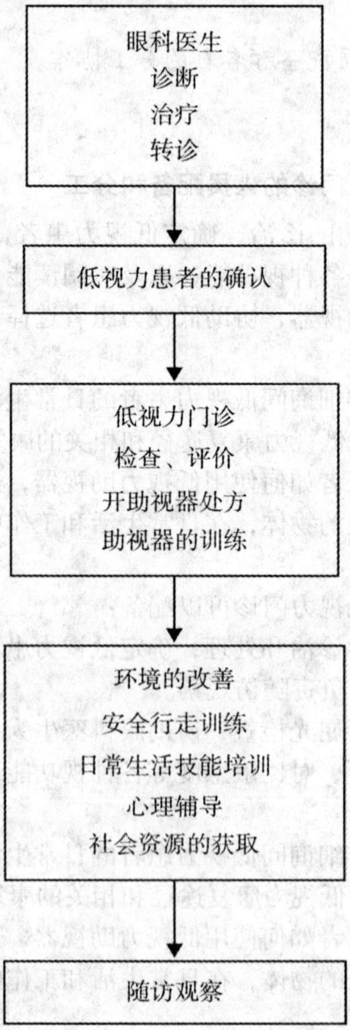

习　题

一、多选题

1. 适合低视力患者使用的台灯，其特点应包括（　）。
（A）冷光源　（B）灯光照度可调节　（C）灯臂可调节　（D）要有灯罩
2. 低视力门诊常用的检查设备包括（　）。
（A）远近视力表　（B）Amsler方格表　（C）立体视检查本　（D）色觉检查本
3. 低视力门诊常用的检查设备包括（　）。
（A）镜片箱和试镜架　（B）检影镜　（C）检眼镜　（D）自动验光仪
4. 低视力门诊常用的检查设备包括（　）。
（A）视野计　（B）对比敏感度检查表　（C）阅读视力表　（D）裂隙灯
5. 低视力患者日常生活经常用到的物品有（　）。
（A）阅读架　（B）大字扑克牌　（C）大字键盘　（D）各种台灯
6. 低视力门诊常用的助视器包括（　）。
（A）手持放大镜　（B）台式放大镜　（C）眼镜式放大镜　（D）望远镜

二、简答题

1. 为低视力患者挑选台灯有哪些需要注意的方面？
2. 低视力门诊需要配备哪些检查设备？
3. 低视力门诊常规需要配备哪些低视力助视器？

（于旭东　孙葆忱）

第十章

视力残疾人的定向行走训练

学习要点

【掌握】 定向与行走的概念及其对视力残疾人的影响。

【熟悉】 定向行走训练的内容。

【了解】 盲杖的使用方法。

难点分析

1. 定向与行走的相互关系。

对于视力正常人来说，定向和行走似乎是与生俱来就应该掌握的本领，很少通过专门的课程来学习，然而对于视力残疾人来说定向和行走必须通过专业训练来获得，因此必须了解定向与行走对视力残疾人的影响才能理解本章内容的重要性。

2. 定向行走的训练内容。

本章所介绍的训练内容一般人生活中不经常碰到，有时会难于取得感性认识，因此在介绍的本章内容是应想到自己如果是一个盲人周围一片漆黑时如何去进行活动。可以在课堂上模拟盲人的状态进行实践来加深这一章学习的效果。

习　题

一、判断题

1. 定向与行走是两个不同的概念，两者之间相互独立存在。（　）
2. 视力残疾人中常常存在着语意不合的现象，即视力残疾人学会了这个词的发音，但并不理解其含义。（　）
3. 上部保护，指视力残疾人在独自行走过程中，利用上肢对全身所做的保护方式。（　）
4. 盲文定向和定位，是依据盲文六个点的排列位置确定方向和方位。（　）
5. 盲人在下雨时外出行走，应打伞而不应穿雨衣。（　）

二、填空题

1. 定向（orientation）就是指个体在环境中，利用各种________，建立自我与环境或环境中重要物体的关系。

2. 行走（mobility）是指个体在环境中应用感觉功能（包括视觉），安全、有效和有目的地________________。

3. 非接触性感觉，指不接触实物以__________所产生的感觉。

4. 时钟定位，指视力残疾人按__________确定事物位置的方法 。

5. 人行道上专为盲人行走铺设了____________，简称“盲道”。

三、选择题

1. 下列哪个不是视力残疾人站立时常见的不良站姿（　）。
   （A）低头　（B）偏头　（C）挺胸　（D）舔腹　（E）弓背
2. 视力残疾人异常步态不包括（　）。
   （A）蹭步　（B）碎步　（C）八字步
   （D）左腿迈出同时右臂前摆　（E）手臂前伸摸索
3. 下列哪项不属于定向线索（　）。
   （A）声音　（B）气味　（C）明暗　（D）色彩　（E）记忆
4. 告知视力残疾人要行进的方向盲文的“2号点位”时，视力残疾人便可立即（　）行进。
   （A）左前向　（B）右前向　（C）左转向　（D）右转向　（E）右前向
5. 下列关于盲杖的说法，哪种是错误的（　）。
   （A）工厂制作的盲杖一般是134厘米长
   （B）盲杖的重量有统一的规定，为175克
   （C）盲人选用的盲杖必须坚固耐用，要适合在各种路面上使用
   （D）选用的盲杖应能保证盲人运用杖尖点触地面
   （E）对折叠式盲杖来说，接头应牢固嵌紧，不能有松动摇晃现象，以免信息流失

四、论述题

1. 请阐述定向与行走的概念及相互关系。
2. 请简述直线行走的要点。
3. 请指出使用盲杖的优缺点。

（朱剑锋）

第十一章 低视力合并其他残疾及其心理康复

第一节 低视力与听力障碍

一、概　述

学习要点

【掌握】低视力合并听力障碍的病因。

【熟悉】视觉及听觉的重要性。

【了解】听力障碍的定义。

习　题

（一）判断题

1. 服用药物如奎宁、水杨酸盐等一定可导致视觉及听觉器官的损伤。（　）

2. 低视力合并听力障碍的后天性致病因素包括遗传、外伤、药物、理化因素、年龄等。（　）

3. 人所感知的外界信息有90%来自听觉。（　）

4. 临床上最常引发视觉和听觉障碍的疾病为糖尿病和脑血管疾病。（　）

（二）单选题

1. 出现低视力合并听力障碍的最常见病变为（　）。

（A）Klippel-Feil综合征　（B）Usher综合征　（C）Marfan综合征

（D）Bone Dysplasia-Retinal Detachment-Deafness综合征

2. 人类从外界获取信息的最重要通道为（　）。

（A）视觉　（B）触觉　（C）听觉　（D）嗅觉　（E）味觉

（三）多选题

1. 低视力合并听力障碍的发病原因包括（　）。

（A）遗传　（B）疾病　（C）年龄　（D）理化因素　（E）药物

2. 人类从外界获取信息的重要通道主要有哪些（　）。

（A）视觉　（B）触觉　（C）听觉　（D）嗅觉　（E）味觉

二、低视力合并听力障碍的病史采集

学习要点

【掌握】低视力合并听力障碍病史采集的特殊性。
【熟悉】低视力合并听力障碍患者的分组（根据语言能力）。

难点和分析

1. 在手语交流时，患者无法看全医生的手语，尤其周边部分看不到。

分析：这是初学者经常遇到的问题，是因为手语交流的距离或范围太大，超过了患者的视野范围。

解决：必须首先确定合适的交流区域，包括医生或“翻译”与患者之间的距离以及医生的手语幅度范围。通常情况下，手语交流的幅度范围大约为50~60cm。可根据低视力患者视野范围确定交流范围的大小。1° 视角所看到的范围在57cm（或2英寸）距离大约为1cm。一般低视力患者的视野范围为10° 以上，所以15° 视角范围可作为适合于低视力患者的交流范围，即57cm（或2英寸）交流距离处，手语讲解的幅度范围大约15cm或115cm距离处约30cm幅度。对于视野受限者，应适当减小手势幅度范围。医患之间的距离一般以患者舒适看到医生或其手势为宜。

当初步选定交流距离和交流范围后，可让患者进行实际体验，结合其感受及反应进行适当调整，以最终确定合适的交流距离和范围。

2. 在手语或唇语交流时，患者无法看清医生的手语或唇语。

分析：这是经验不足者经常遇到的问题，是因为患者的残余视力极差或有严重的屈光不正。

解决：这种情况下可对其进行屈光矫正或光学助视，以确保医患交流的正常进行。

3. 很难对低视力合并听力障碍患者进行病史采集。

分析：这是经验不足者经常遇到的问题，是因为患者的视觉及听觉功能减退，影响了正常的沟通交流。

解决：医生必须有充足的心理和技术准备，语言态度和蔼可亲，尽量减轻患者的疑虑及心理负担。除了询问常规病史内容以外，还应全面了解患者的日常生活能力状况、行为情况、其他感觉功能状况、有效的鼓励方式（如音乐、拥抱等肢体接触等）等情况。还应根据患者的实际情况采用不同的交流方法，必要时可借助于“翻译”进行有效沟通。此外，交流距离及范围的准确确定也至关重要，应结合理论及患者的实际体验最终确定合适的交流距离和范围。而且，当患者的残余视力根本无法看到对方的手语或唇语时，可对其进行屈光矫正或光学助视，以确保医患交流的正常进行。

习　题

（一）判断题

1. 病史采集时，医生必须有充足的心理和技术准备，耐心周到，尽可能地采集到全面可信的病史资料。（　）

2. 医患交流时，必要时可借助于“翻译”进行有效沟通。（ ）
3. 1° 视角所看到的范围在57cm（或2英寸）距离大约为10cm。（ ）
4. 最终合适的交流距离和范围是通过视野大小计算出来的。（ ）

（二）单选题

1. 选择交流方法时，多根据（ ）将低视力合并听力障碍患者分为3组。
（A）行为能力 （B）语言能力 （C）心理状况 （D）受教育程度
2. 一般低视力患者的视野范围为10° 以上，所以（ ）视角范围可作为适合于低视力患者的交流范围。
（A）15° （B）10° （C）25° （D）30°
3. 1° 视角在57cm（或2英寸）距离处所看到的范围大约为1cm。那么15° 视角在115cm距离处看到的范围约（ ）。
（A）15cm（B）10cm（C）25cm（D）30cm

（三）多选题

1. 对低视力合并听力障碍患者进行病史采集时，除了询问常规病史内容以外，还应询问（ ）。
（A）日常生活能力状况 （B）感觉功能状况 （C）有效的鼓励方式
（D）心理状况 （E）受教育情况
2. 下列关于低视力合并听力障碍病史采集正确的是（ ）。
（A）医生必须有充足的心理和技术准备，必要时可通过“翻译”
（B）病史内容应完善，包括其日常行为能力情况、感觉功能状况等
（C）交流方法严格按照低视力临床规定，不能随意变动
（D）交流范围大小应以患者的感受及反应为准
（E）当患者看不清医生的手语时，只能选择放弃
3. 对低视力合并听力障碍患者进行病史采集时，合适的交流区域，包括（ ）。
（A）医患之间的距离 （B）手语的幅度范围 （C）患者的高度
（D）医生的高度 （E）医患坐姿
4. 当患者无法看清医生的唇语或手语时，下列哪几种方法可能有助于改善（ ）。
（A）夸大手语动作 （B）光学助视 （C）屈光矫正
（D）突出唇语表现 （E）换其他交流方式

三、低视力合并听力障碍的眼科检查

学习要点

【掌握】 低视力合并听力障碍眼科检查的内容、注意事项及特殊点。
【熟悉】 低视力眼科检查的基本流程及方法。
【了解】 了解常用的对比敏感度测量表类型。

难点和分析

1. 由于患者主观验光时一直注视视标，且同时伴有听力障碍，所以常规主观验光难以

顺利进行。

分析：这是经验不足者经常遇到的问题，是因为常规主观验光主要靠言语、听觉进行交流，而患者听觉障碍，无法进行正常的沟通交流所致。

解决：首先在检查开始之前，应向患者介绍整个检查过程及步骤，并让患者知道如何进行配合、需要反馈哪些信息，必要时可与患者反复进行体验练习。其次，最好通过触觉信息进行交流，且检查开始前应让患者明白每个手语的含义。再者，由于患者是低视力人群，对于“哪一面更清晰”的判断较为困难，尤其当两片镜片都不能产生清晰视觉时。所以，当患者无法准确判断两面镜片的清晰度差别时，可适当采用较大度数的镜片以产生较为明显的差别，便于判断。

2. 在进行各项视功能检查时，患者对亮度变化极为敏感。

分析：这是临床检查尤其视野检查中经常遇到的问题，是因为低视力患者的视觉适应能力较差所致。

解决：检查前必须首先让患者适应该检查所用的照度，适应时间至少为半小时，以保证检查结果的准确性。

3. 当患者不能进行常规的色盲本色觉检查时，应该怎么办？

分析：这是因为低视力患者的残余视力极差且多伴有各种认知障碍所致。

解决：可以选择较为简单可行的方法 如：颜色命名法、颜色识别法、颜色偏好法、色觉障碍检查法。让患者通过玩乐的方法轻松完成色觉检查。

习　题

（一）判断题

1. 进行眼部健康检查时，由于患者是残疾人，可让其自由选择检查体位，不用特别规定。（　）

2. 条栅视力属于分辨力视力。（　）

3. 对比敏感度检查对于低视力患者的意义不如普通患者大。（　）

4. 感觉性双眼视功能主要指双眼的协调性、眼位。（　）

（二）单选题

1. 低视力合并听力障碍患者常合并青光眼等其他眼部病变，因此眼部健康检查过程中，（　）必不可少。

（A）前房角　（B）OCT　（C）眼压　（D）影像学检查

2. 视功能检查过程中，低视力患者对亮度水平及反射光极为敏感的原因为（　）。

（A）正常现象　（B）视觉适应能力较差　（C）光线设置异常　（D）个体差异

3. 认知力和分辨力视力表主要对个体的（　）有不同要求。

（A）情绪情感　（B）视觉功能　（C）认知能力　（D）意志

4. 在低视力合并听力障碍患者的视野检查过程中最好通过（　）进行交流。

（A）视觉　（B）触觉　（C）听觉　（D）嗅觉　（E）味觉

（三）多选题

1. 下列关于低视力合并听力障碍屈光检查说法正确的是（　）。

（A）客观验光应在初步检查中完成

(B)检查开始之前，应让患者熟悉整个检查过程及步骤
(C)主观验光过程中，可通过言语和听觉渠道进行交流
(D)当无法判断“哪一面更清晰”时，说明已经两面一样清晰了
(E)主观验光过程中不要用手语或唇读。

2. 下列关于低视力合并听力障碍视力检查说法正确的是（　）。
(A)一般情况下视力检查对患者而言较为简单
(B)一种视力检查方法往往足以准确评价患者的视力水平
(C)分辨力视力表主要检查的认知视力
(D)分辨力视力表检查的是患者可分辨的最高空间频率
(E)应根据检查目的及患者的年龄、认知等情况进行合理选择认知力或分辨力视力表

3. 下列关于低视力合并听力障碍眼位检查说法错误的是（　）。
(A)较为明显的斜视可利用Hirschberg检查法进行检查
(B)如果患者不能固视目标，则最好选用遮盖检查法
(C)应该在远近距离分别测量斜视度
(D)测量九个注视方位的斜视度对于此类患者意义不大
(E)如果患者能固视目标，则最好选用遮盖试验法

4. 适合低视力患者的较为简单可行的色觉检查方法包括（　）。
(A)颜色命名法　(B)颜色识别法　(C)颜色偏好法
(D)F2优先注视色盘　(E)假同色色盲本检查

四、低视力合并听力障碍的听觉检查

学习要点

【掌握】低视力合并听力障碍听觉检查的方法主要包括耳部健康检查、主观听力评估及客观听力评估。

【熟悉】主观听力评估及客观听力评估的主要检查方法。

【了解】各检查方法的临床意义。

难点和分析

1. 对配合较差的低视力合并听力障碍患者进行音叉试验检查时，结果的可信度较差。

分析：这是因为音叉试验是一种主观听力评估法，需要患者较好的配合，否则将影响测量结果。

解决：应选择不受被测者主观意识的影响的客观听力评估方法，比如：声导抗测试法，电反应测听法等。

习　题

(一)判断题

1. 听觉诱发电位属于主观听力评估方法。（　）

2. 纯音听阈测试属于主观听力评估方法。（　）

3. 音叉试验可应用于婴幼儿患者。（　）

（二）单选题

1. 可判断感音神经性聋的病变部位的听力评估方法为（　）。

（A）阈上功能检查　（B）听觉诱发电位　（C）言语测听　（D）音叉试验

2. 下列哪种方法不适于精神病人的听力评估（　）。

（A）音叉试验　（B）声导抗测试　（C）听觉诱发电位　（D）耳声发射

（三）多选题

1. 低视力合并听力障碍听觉检查的方法主要包括（　）。

（A）病理学检查　（B）耳部健康检查　（C）影像学检查

（D）客观听力评估　（E）主观听力评估

2. 下列哪些属于主观听力评估检查法（　）。

（A）音叉试验　（B）声导抗测试　（C）阈上功能检查

（D）纯音听阈测试　（E）言语测听

3. 下列哪些属于客观听力评估检查法（　）。

（A）音叉试验　（B）声导抗测试　（C）电反应测听法

（D）耳声发射　（E）言语测听

五、低视力合并听力障碍的心理状况评估

学习要点

【掌握】 低视力合并听力障碍的心理评估的重要性。

六、低视力合并听力障碍的临床处理

学习要点

【掌握】 低视力合并听力障碍的临床处理原则、功能视力康复及训练。

【熟悉】 低视力合并听力障碍的听觉康复及训练、心理康复、语言康复基本原则。

【了解】 听力训练的内容。

难点和分析

1. 对低视力合并听力障碍患者进行屈光矫正后，患者当即出现对屈光矫正的无法耐受。

分析：这是因为镜架以及明显变化的视觉环境不适应所致。

解决：多数情况下矫正度数还是比较准确的，主要是因为此类患者的触觉极为敏感。所以应首先安抚患者平静下来，再可通过积极引导的手段帮助患者进行适应，如给他爱吃的食物、喜欢音乐以及活动等，转移其注意力，让其慢慢适应。

2. 低视力患者患有白内障，皮质几乎完全混浊，该如何处理？

分析：白内障是低视力患者的常见病因，皮质完全混浊会对视力带来显著影响。

解决：白内障是一种可恢复性病变，手术成功率高、效果好，一定程度上可有效提高患者视力，因为任何可感知的增视疗效都会有效地增强患者的康复信心，进而为康复训练的实施带来更加积极的促进作用，因此，可先对患者行白内障手术。

3. 对有明显屈光不正的低视力患者进行矫正时，发现很多患者视力无明显提高。

分析：这主要是由于患者的视力损伤严重，已不能通过光学矫正的方法进行改善提高。

解决：临床上，不是所有明显屈光不正患者都应进行矫正。应根据其裸眼视力及感知水平决定是否给予准确有效的屈光矫正。对光线无明显反应的患者以及图形感知能力明显减退或丧失并伴有视野缺损者可不进行屈光矫正，以免眼镜影响他们对各种视觉刺激训练的反应，尤其进行追踪及周边感知训练时。

习　题

（一）判断题

1. 康复训练主要适合于陈旧性且功能无望恢复的病变。（　）
2. 康复治疗目标应该是针对患者的、切实可行的。（　）
3. 对于有明显屈光不正的患者，均应给予准确的屈光矫正。（　）
4. 改善视功能的目的是为了提高患者的各种生活、工作及学习能力，改善生活质量。（　）

（二）单选题

1. 低视力患者残余视力的最有效的利用方法为（　）。
（A）放大　（B）矫正屈光不正　（C）改善照明　（D）增强对比度
2. 低视力康复过程中，最常见且对康复效果影响最大的干扰因素就是（　）。
（A）视觉障碍　（B）听觉障碍　（C）全身性疾病　（D）心理问题
3. 屈光矫正时，低视力合并听力障碍患者当即出现对镜架不适应的原因为（　）。
（A）视力不能提高　（B）不喜欢　（C）触觉敏感　（D）干扰周边视力

（三）多选题

1. 如果患者当即出现对屈光矫正的无法耐受，那么常见的原因为（　）。
（A）对镜架不适应　（B）矫正度数不准确　（C）视力无提高
（D）对明显变化的视觉环境不适应　（E）没必要进行矫正
2. 低视力患者残余视力的利用方法有（　）。
（A）放大　（B）矫正屈光不正　（C）改善照明
（D）增强对比度　（E）控制反光眩光
3. 下列哪些属于功能视力康复训练的基本方法（　）。
（A）改变周围环境使其更方便患者的生活
（B）指导患者有效利用残余视力
（C）给予有效的生活康复指导
（D）指导患者充分利用其他正常感觉器官
（E）应指导小儿患者理解常用生活概念

4. 常用的助听措施包括（　）。
（A）助听器选配　（B）人工耳蜗植入　（C）导听犬引领
（D）红外线听觉辅助装置　（E）触觉助听
5. 听觉训练主要包括（　）。
（A）帮助建立音响的概念　（B）综合训练　（C）提高残余听力鉴别声音能力
（D）配合言语训练　（E）提高其理解能力

第二节　低视力与智力障碍

一、概　述

学习要点

【掌握】低视力合并智力障碍的病因及眼部临床表现。
【熟悉】智力残疾临床特征。
【了解】智力障碍的定义。

难点和分析

1. 低视力合并智力障碍患者眼部异常多表现为斜视等。

分析：这是此类患者常见的临床表现，是因为神经系统病变，破坏了神经中枢及支配神经对双眼单视、双眼协同性的支配及调控作用所致。

解决：较为明显的斜视可利用Hirschberg检查法进行检查。如果患者能够固视远近目标，则最好选用遮盖检查法，可以较为有效的检查测量隐斜和显斜。测量斜视时应该在远近距离分别测量。此外，如果可能的话，应测量九个注视方位的斜视度，以鉴别共同性和非共同性。

习　题

（一）判断题

1. 智力障碍只包括在智力发育期（18岁之前），由于各种有害因素导致的精神发育不全或智力迟缓。（　）
2. 低视力合并智力障碍常合并有一种或多种其他残疾。（　）
3. 二级智力残疾（极重度）的IQ值在20或25以下。（　）

（二）单选题

1. 世界卫生组织（WHO）、美国智力落后协会（AAMD）将智力残疾分为（　）。
（A）四类　（B）五类　（C）三类　（D）六类
2. 低视力合并智力障碍较为常见的眼部并发症为（　）。
（A）视神经萎缩　（B）小眼球　（C）斜视　（D）融合异常
3. 患者王某，IQ值 45，具有部分自理能力，语言、运动能力明显落后于同龄正常儿童。阅读、计算及理解能力差。成年时期不能完全独立生活。该患者属于（ ）智残。

（A）四级 （B）三级 （C）二级 （D）一级

（三）多选题

1. 智力障碍的特征表现为（ ）。

（A）智力功能障碍 （B）视觉障碍 （C）适应性行为障碍

（D）听觉障碍 （E）行动困难

2. 低视力合并智力障碍的眼部临床特征包括（ ）。

（A）麻痹性斜视 （B）高度屈光不正 （C）弱视

（D）眼球运动功能减退 （E）白内障

二、低视力合并智力障碍的病史采集

学习要点

【掌握】低视力合并智力障碍病史采集的特殊性及方法。

难点和分析

1. 很难全面准确地采集低视力合并智力障碍患者的病史资料。

分析：这是临床普遍存在的问题，主要由于其视功能减退、智力低下、语言沟通能力异常，难以进行正常的沟通交流所致。

解决：主要通过患者的家人亲友了解病史资料，对于仍有一定交流能力者应与其进行必要的交流，除了获取一定的病史资料以外，还可了解病人的各项行为能力。除了询问常规病史内容以外，还应了解病人母亲的妊娠史、分娩史、病人的生长发育史、日常生活能力状况、行为情况、其他感觉功能状况、有效的鼓励方式、心理状况等。此外，还应观察患者进入诊室及交流过程中的各种行为反应、对诊室环境的适应情况等，以便更好地了解患者的病情、有助于发现某些潜在异常。对智力残疾儿童健康资料的收集可以采取医学检查和直接询问两种方式。

习　题

（一）判断题

1. 对低视力合并智力障碍患者进行病史采集时，由于患者交流困难，询问的内容应能少则少。（ ）

2. 病史采集时应注意观察低视力合并智障患者的各种行为反应。（ ）

（二）单选题

1. 下列有关低视力合并智障患者病史采集错误的是（ ）。

（A）主要通过询问家属的方式，同时也要与患者进行必要的交流

（B）病史采集还应包括病人的生长发育史、日常生活能力状况、行为情况等

（C）由于患者的认知能力低下，其行为表现幼稚可笑、无任何诊断意义

（D）要对病史资料进行综合评价和分析

（三）多选题

1. 医学上对智力残疾儿童健康资料的收集可以采取哪两种方式（ ）。
（A）医学检查 （B）直接询问 （C）主观估计
（D）既往病历 （E）无特别规定

三、低视力合并智力障碍的全身系统检查

学习要点

【熟悉】 低视力合并智力障碍全身系统检查的内容、注意事项及特殊点。

四、低视力合并智力障碍的眼科检查

学习要点

【掌握】 低视力合并智力障碍的眼科检查基本原则、方法及注意事项。
【熟悉】 各项双眼视功能检查方法。
【了解】 感觉性单侧忽略的临床特点及病因。

难点和分析

1. 患者的智力水平较低，无法实施正常的视功能检查。

分析： 这是经验不足者经常遇到的问题，是因为患者的智力水平无法正确理解检查方法，且缺乏有效的合作及参与能力。

解决： 必须采用因人而异的检查方法。对于轻度障碍患者可以采用较复杂较全面的检查方法，而对于严重障碍患者则只能采用某些简单适用的检查。还应根据患者情况，对常规检查方法进行简单化设计变革。常规的视功能检查方法主要是针对正常智商水平者，难度较大，临床医生必须根据患者的智商水平，对检查方法进行变革，设计一些简单易行的检查，以保证检查的可行性及可靠性。同时要给予经常的鼓励与表扬。当患者回答正确时要给予适当的鼓励，以帮助患者拥有自信、提高主动参与的积极性。

2. 无法对智力障碍患者进行有效的视力检查。

分析： 这是智力障碍患者经常出现的问题，因为其智力水平低下所致。

解决： 对于轻度智力障碍患者，可以通过讲解演示的方法，指导其进行视力表检查，应使用低视力专用视力表，如灯塔视力表等。但对于中重度智障患者，则无法进行视力表检查，可通过瞳孔对光反射、强迫优先注视及其相关检查、追踪反应等简单的方法对视力进行评估。应检查单眼及双眼视力。

3. 只要能帮助低视力合并智力障碍患者充分利用残余视力提高生活能力即可，视野检查不重要。

分析： 这种说法是不正确的。视野检查对于低视力合并视力障碍者而言尤为重要，因为患者多有颅脑病变，多会出现不同程度的特征性的视野缺损，因此视野检查多具有不可替代

的诊断意义，且视野是日常生活必不可缺的视功能之一。

解决：目前常用的是指数对比法。先进行单侧检查，再进行双侧检查，以检查患者是否存在感觉性单侧忽略的情况。当对比法无法实施时，比如病人无法固视、无法数数，可将检查方法进行变革，引入或自行设计一些简单易行的检查，如医生的手指伸出时应同时摆动，当病人的眼睛转向手指时说明病人已觉察到该周边刺激。

习　题

（一）判断题

1. 对低视力合并智障患者必须用科学准确的方法进行视功能检查，否则结果会不准确。（　）
2. 主观验光对于智力障碍患者难以实施，因此可以放弃。（　）
3. 应及时指出患者康复过程中的错误，不要总是表扬。（　）
4. 对比敏感度是低视力门诊的一项可靠检查指标。（　）

（二）单选题

1. 下列关于低视力合并智障患者视野检查错误的是（　）。
   （A）视野检查对于患者而言尤为重要
   （B）视野检查对于部分神经系统病变有定位诊断意义
   （C）必须对患者进行计算机辅助视野及检查以保证结果准确性
   （D）常用指数对比法进行检查
2. 患者吴某，行双侧指数对比法视野检查表现为：双侧同时给予同等的刺激时，患者对一侧的刺激感觉不到，但分别给左、右侧刺激时感觉正常。请问，该结果提示哪种病变可能（　）。
   （A）感觉性单侧忽略　（B）视野缺损　（C）检查不合作　（D）操作不准确
3. 下列关于低视力合并智障患者视功能检查错误的是（　）。
   （A）必须采用因人而异的检查方法
   （B）只有常规的标准检查法才准确有效，因此必须想办法对所有患者行标准视功能检查
   （C）对于严重智障患者应自行设计一些简单易行的检查
   （D）要给予经常的鼓励与表扬

（三）多选题

1. 对严重低视力合并智障患者进行视力时，应选取哪些有效方法：（　）。
   （A）视力表检查　（B）瞳孔对光反射　（C）强迫优先注视及其相关检查
   （D）追踪反应　（E）指数检查
2. 下列关于低视力合并智力障碍屈光检查说法正确的是（　）。
   （A）对于智力障碍患者，主观验光可通过观察患者的行为变化来实施判断。
   （B）对于儿童以及极其不合作者，可采用睫状肌麻痹检影的方法。
   （C）可主观判断患者有无屈光矫正的必要。
   （D）可根据病人的情况选用电脑验光仪、检影验光等方法。
   （E）屈光检查对于后续的检查及康复治疗至关重要。

3. 下列关于低视力合并智力障碍视力检查说法正确的是（　）。
（A）轻度智力障碍患者，可行视力表检查
（B）可应用标准低视力专用视力表
（C）视力检查应包括单眼及双眼视力
（D）对于中重度智障患者，可通过耐心讲解后仍进行视力表检查
（E）对于中重度智障患者，可进行瞳孔对光反射、强迫优先注视及其相关检查、追踪反应检查

4. 下列关于低视力合并智力障碍双眼视功能检查说法错误的是（　）。
（A）由于神经系统异常，患者多有双眼视功能异常，因此检查至关重要。
（B）较为明显的斜视可利用Hirschberg检查法进行检查。
（C）应该在远近距离分别测量斜视度。
（D）遮盖法检查对于此类患者意义不大。
（E）必须通过标准双眼视检查方法进行双眼视功能检查。

五、低视力合并智力障碍的智力评定

学习要点

【掌握】低视力合并智力障碍智力评定的内容及方法。
【熟悉】各类智力及适应行为评估量表、评估原则。
【了解】智力障碍的其他评定方法。

难点和分析

1. 正确评估低视力合并智力障碍患者的心智水平是康复治疗过程中一个非常重要的环节。

分析：患者的心智水平对于康复治疗计划及目的的制定、康复方法的选择、康复效果的取得以及患者的有效参与等至关重要。

解决：心智评估包括智力评估、社会适应能力评定及必要的医学和教育测验等。目前国内常用的有多种智力、适应行为评估量表，可根据个体具体情况正确选择运用。此外，评定结果受多方面因素的影响，如文化背景的差异、早期信息的不齐全、伴有其他障碍、无法使用常规量表评定等。需要结合其他多方面的临床评定信息综合评估，主要包括：个体的生理条件和健康状况、个体的经验和机遇、相关的家庭社会背景、生活环境、社会文化等，在评定中应加以综合考虑。

习　题

（一）判断题

1. 适应行为评定可准确评估个体智力水平。（　）
2. 智力评估量表即可准确评估个体智力水平。（　）
3. 智力评估复杂多样，需要结合多方面的信息综合评估。（　）
4. 对于智力障碍评定而言，适应行为评定的意义较智力评定小。（　）

（二）多选题

1. 低视力合并智力残疾患者的智力评定主要包括哪两项指标（　　）。
（A）智力评估　　（B）学习成绩评估　　（C）必要的医学和教育测验
（D）情绪情感评估　（E）社会适应能力评定

2. 常用的智力量表包括哪些（　　）。
（A）斯坦福—比纳智力量表　（B）韦克斯勒智力量表　（C）瑞文推理测验
（D）文兰适应行为量表　　（E）美国智力低下协会适应行为量表

3. 常用的适应行为量表包括哪些（　　）。
（A）斯坦福—比纳智力量表　（B）文兰社会成熟量表　（C）瑞文推理测验
（D）文兰适应行为量表　　（E）美国智力低下协会适应行为量表

4. 下列哪些因素也属于评定指标（　　）。
（A）个体的生理条件　（B）个体的健康状况　（C）早期信息的齐全与否
（D）家庭社会背景　　（E）社会文化

六、低视力合并智力障碍的临床处理

学习要点

【掌握】低视力合并智力障碍的视觉康复方法。
【熟悉】低视力合并智力障碍的智力康复及其认知功能训练。
【了解】低视力合并智力障碍的心理康复。

难点和分析

1. 对中重度以上智障患者进行屈光矫正时，很难判断镜片的清晰度情况。

分析：这是临床常见的问题，因为智障患者智力低下无法准确判断、且缺乏有效的沟通能力。

解决：可通过观察患者试戴镜后的行为变化判断视觉改变情况。如果试戴期间难以准确判断的话，可先给予试戴镜并每周进行随访，通过其日常生活能力的变化来调整镜片度数。

2. 低视力合并智力障碍患者的认知水平较低，影响了康复训练效果。

分析：这是低视力合并智障患者康复训练中经常面临的问题。由于智力障碍影响认知能力的正常发育，而康复训练的有效实施需要一定的认知能力基础。

解决：应通过有效的临床治疗、康复训练及教育促进认知能力的正常发展、提高认知水平。应该帮助患者，尤其儿童患者认识身边的事物、正确掌握常用概念，并及时进行感知运动康复。指导患者充分利用残余的健全感官获取外界信息，以取代残疾的视功能，不过对于智障患者，医生、亲友应该有正确的心态，只要能有效改善即可；对于合并有运动障碍者，应有计划地进行运动机能的训练，有效改善其运动功能，促进智力及认知水平的提高；可针对患者的言语、思维、记忆等问题，进行合理的指导及康复训练。

3. 患者对临床康复训练存在明显的抵触，拒绝参与，康复治疗难以实施。

分析：这是低视力康复训练中经常遇到的问题，主要是病变对患者的心理影响所致。

解决：应在家长和社会的支持和配合下，给予患者尽可能多的鼓励、帮助和关爱，及时了解患者的心理需求并予以满足，以充分取得他们的信任，从而有效地帮助其形成良好的心态。康复治疗过程中，应根据患者的能力情况设置可行的训练目标，让其不断获得成功的体验，并及时给予表扬和鼓励，以帮助他们树立自信，使他们接受并主动参与康复训练，为今后的独立生活打下基础。

习　题

（一）判断题

1. 临床诊疗及康复训练需要相关各专业临床医生通力合作。（　）
2. 如果患者有较为明显的屈光不正，如果矫正视力达不到1.0则不予以配镜。（　）
3. 应结合患者的具体情况，如调节、配镜目的及用途、认知水平等决定是否近用矫正。（　）

（二）单选题

1. 下列关于低视力合并智障患者屈光矫正说法错误的是（　）。
（A）对于轻度智力障碍尚可沟通交流者，可行常规的屈光矫正方法
（B）中重度以上智障患者，可通过观察试戴镜后的行为变化判断视觉矫正情况
（C）智障患者一般无近距离工作需求，故无需行近用矫正
（D）远用和近用眼镜应使用不同的镜架，以便于区分
2. 下列说法错误的是（　）。
（A）充分利用患者的残余视力是非常有效的视觉康复措施之一
（B）粗线条的Marker笔、增加照明亮度对于残余视力的提高意义不大
（C）“耐心正确地指导”对于助视器的验配意义重大
（D）各种电子助视器价格较高，多适用于有经济条件者

（三）多选题

1. 下列关于低视力合并智障患者残余视力利用说法正确的是（　）。
（A）助视器可帮助患者有效利用残余视力
（B）对于认知障碍显著低下的患者可放弃助视器验配指导
（C）近距离使用可选配近用普通眼镜式助视器
（D）远距离使用可选用单筒手持望远镜
（E）助视器应配有链带，防止脱落
2. 低视力合并智障的临床处理包括哪些方面（　）。
（A）临床治疗　（B）视觉康复　（C）智力康复　（D）听力康复　（E）心理康复
3. 下列关于低视力合并智力障碍认知功能训练说法正确的是（　）。
（A）认知功能训练在康复治疗过程中仅起辅助作用
（B）认知训练时首先应该让患者正确掌握常用概念
（C）运动功能的改善有利于智力及认知水平的提高
（D）应及时进行感知运动康复
（E）可进行针对性的言语、思维、记忆等康复训练

第三节　低视力人群的心理康复

一、概　述

学习要点

【掌握】低视力康复治疗中心理评估及康复的必要性。

【熟悉】心理状况对低视力临床康复的影响。

二、心理学概况

学习要点

【掌握】心理现象的内容：心理过程和个性心理特征以及各自的含义；心理学对于低视力康复的重要意义。

【熟悉】心理学的定义及作用。

【了解】心理学的分支。

难点和分析

1. 低视力康复治疗过程中，必须重视患者心理状况及其康复。

分析：这是低视力康复治疗师必须牢记的康复工作重点之一，具有重要的推动意义。

解决：康复治疗过程中必须遵循人的心理活动规律，才能有效提高其康复效果，另一方面，视觉障碍对个体心理活动的不利影响也不容忽视。因此低视力康复治疗师必须重视及评估患者的个体心理特征，利用心理学规律及方法有效地指导各项康复治疗工作，最大程度地改善患者的视觉活动能力，全面提高其生活质量。

习　题

（一）判断题

1. 患者的心理状况直接影响着临床康复效果。（　）
2. 心理过程每个人较稳定的、经常表现出来的心理特征。（　）

（二）单选题

1. 下列有关心理现象描述错误的是（　）。

（A）心理现象包括：心理过程和个性心理特征两个方面

（B）个性心理特征又会制约心理过程的进行和发展

（C）能力、气质、性格属于心理过程

（D）个性心理特征是通过心理过程形成并表现出来的

（三）多选题

1. 心理现象包括哪些内容（　）。

（A）心理发展　　（B）心理障碍　　（C）心理过程

（D）心理康复　　　（E）个性心理特征

三、低视力对于患者的心理影响

学习要点

【掌握】患者对视觉障碍认识和接受程度的影响因素、低视力对认知能力及心理过程的影响。

【熟悉】低视力对气质、性格的影响。

【了解】抑郁症的发生原因及危害。

难点和分析

1. 低视力患者病史采集及临床检查过程中，总是很难全面了解患者心理状况的影响因素。

分析：这是经验不足者经常遇到的问题，因为患者的心理状况受多方面的影响。

解决：视觉障碍对患者的心理影响取决于患者对于视觉障碍的认识和接受程度。这种认识和接受程度是受视觉障碍的类型及治疗阶段、社会文化及家庭态度、年龄阶段等多个方面影响的。因此，医生及康复训练师在病史采集及临床检查中除了常规内容以外，必须详细了解患者的这几个方面的情况，并在临床评估、康复训练制定及实施过程中综合考虑，以充分了解患者的心理影响情况。

2. 部分视觉障碍患者虽然视力极差，但却可以准确地判断前方的障碍物。

分析：这种现象在低视力群体并不罕见，因为低视力患者获取信息的感觉渠道进行了重新分布，因而各感官的功能发展也不同于正常人群。

解决：感觉是人们对客观事物个别属性的直接反映过程，包括：视觉、听觉、味觉、嗅觉、触觉、平衡觉、运动觉、机体觉。由于视觉障碍，患者无法像正常人那样通过视觉信息来实现正常的信息交流，只能通过其他感觉器官来弥补代偿，因而低视力患者视觉以外的其他感官功能较正常人群要发达、敏锐。比如通过触觉可以准确地分辨物体的各种属性，包括尺寸、形状、质地、方位等。同样，其听觉辨别力也更为细致、准确。另外，相当一部分低视力患者可以通过辨别声音的回声以及感受气流形成的触压觉、风向等感知前方的障碍物。

习　题

（一）判断题

1. 自我感知和控制力是可以改变的。（　）
2. 感觉是人脑对直接作用于感官的客观事物的整体综合反映。（　）
3. 感觉是人们对客观事物个别属性的直接反映过程。（　）
4. 低视力患者的注意力较为专心、稳定性较高。（　）
5. 低视力患者有比较丰富的听觉想象。（　）
6. 低视力患者有很强的形象思维能力。（　）
7. 抑郁症是常见的低视力并发症之一。（　）

（二）单选题

1. 下列哪种属于最基本的心理过程（ ）。
   （A）认识过程、情绪和情感过程及气质
   （B）情绪和情感过程以及意志过程及气质
   （C）认识过程、意志过程及气质
   （D）认识过程、情绪和情感过程以及意志过程
2. 下列有关低视力患者知觉特征错误的是（ ）。
   （A）知觉的感觉基础已由视觉主导变为听、触、嗅觉等主导
   （B）一般无法达到常人的准确性及整体性
   （C）低视力患者的空间知觉水平可以恢复到正常者水平
   （D）低视力患者的知觉理解性、选择性及恒常性相对缓慢
3. 下列有关低视力患者感觉特点错误的是（ ）。
   （A）患者视觉以外的其他感官功能较正常人群发达
   （B）患者的触觉可以准确地分辨物体的各种属性
   （C）患者的听觉辨别力也更为细致、准确
   （D）患者无法通过自己视觉以外的感觉器官感知前方障碍物

（三）多选题

1. 影响患者对于视觉障碍的认识和接受程度的因素包括（ ）。
   （A）视觉障碍类型 （B）社会文化 （C）重大生活事件
   （D）自我概念 （E）性格特点
2. 下列关于低视力患者对于视觉障碍的认识和接受程度说法正确的是（ ）。
   （A）后天性视觉障碍者较先天获得者的接受程度更高
   （B）家庭过分的怜悯及保护会给患者带来不良的影响
   （C）过高的期望值不利于患者正确认识视觉障碍
   （D）视觉等功能障碍会对个人的自我概念及控制能力产生负面影响
   （E）老年视觉障碍患者往往难以承受病变的压力
3. 视觉障碍导致抑郁症发生的原因主要为（ ）。
   （A）视觉障碍所致的日常生活能力的丧失 （B）对视觉障碍的恐惧心理
   （C）性格异常 （D）环境问题 （E）疾病本身损害了神经系统
4. 下列关于低视力患者的自我概念和控制能力说法正确的是（ ）。
   （A）主要来源他人对自己的印象、评价和反应以及自我的评价
   （B）视觉障碍会对个人的自我概念及控制能力产生积极的影响
   （C）自我概念和控制能力一经形成则很难改变
   （D）可通过肯定、认可及表扬的方式帮助患者形成正确的自我概念和控制能力
   （E）缺乏自我肯定和控制时经常表现为行为启动力的缺乏

四、视觉障碍患者的心理康复

学习要点

【掌握】 低视力患者的心理康复系统及基本方法；儿童及成人心理康复的特殊点及注

意事项。

【熟悉】低视力患者心理康复的具体步骤。

【了解】各种专业心理疗法。

难点和分析

1. 视觉障碍患者多具有严重的心理障碍，单凭视觉康复治疗很难恢复患者的正常生活及工作学习能力。

分析：这是低视力康复工作中经常遇到的问题，因为心理障碍是低视力患者的重要并发症，严重干扰了康复治疗效果。

解决：必须根据患者的实际情况建立有效的心理康复系统，包括：心理康复原则的制定（按照循序渐进的原则，由易到难，由简单到复杂，实时调整训练难度和内容，举一反三，逐步进展）；心理康复计划的制订（根据患者各方面的临床评估结果、视觉康复情况及患者的具体要求制定全面有效的心理康复计划，并根据实际情况及时调整康复计划）；专业的心理康复团队（需要一支技术过硬、综合能力强并富有实战经验的敬业的专业团队）；患者亲友同事及相关人员的支持与配合（医生要与患者家庭及同事进行良好的沟通，必要时结合相关的心理辅导，最大限度地取得他们的支持，为心理康复创造良好的环境及氛围）；定期的随访及反馈（心理康复是一个长期的过程，在这个过程中医生要建立定期随访制度，帮助他们逐渐摆脱消极心理的影响）。

2. 患者突然丧失视觉功能后，阻断了与外界交流的有效渠道。

分析：这是低视力患者必须面对的困难，因为视觉是最重要的信息渠道及来源。

解决：首先指导患者有效利用残余视力的同时，应充分提高其他正常感觉器官的功能，如听觉、触觉、温度觉、嗅觉、味觉、运动觉等等，以代偿视觉缺陷；另外，当患者可以通过各种感觉器官感受物体的局部特征时，应训练患者将各种感觉信息整合，进而认识物体整体特性的知觉能力，包括：全面认识周围事物、掌握各种概念、建立自己的空间知觉；再者，在心理康复的同时进行适当的视觉活动能力康复如：独立生活能力、定向行走能力等。

3. 视觉障碍对儿童患者的影响更为严重。

分析：这是社会及家庭必须重视的问题。因为儿童正处于生长发育阶段，其身心发育尚未成熟，需要视觉信息为主的各种有效刺激才能正常发展，因此视力障碍对患儿的影响更为严重。

解决：应尽早实施心理康复治疗。康复训练必须遵循心理发育的基本规律，并符合儿童心理发展的年龄特征，循序渐进，不可急于求成。康复计划及方法应针对儿童的实际特点：首先进行感觉训练，因为儿童患者的感觉功能尚未发育成熟，无法感知物体特征。然后，帮助他们掌握各种常用概念及生活常识，具备一定的认知能力，再进行各种知觉的形成训练，如空间知觉、时间知觉、运动知觉等，充分提高其独立生活能力。此外，还应注重患儿的身心发育及健康人格的培养。

习 题

（一）判断题

1. 心理康复在视觉康复过程中扮演着不可替代的重要角色。（ ）

2. 可通过社区医疗、服务站建立长期的康复保健及随访服务。（　）
3. 视觉障碍对儿童患者的心理影响较轻，因为儿童意识不到视觉的重要性。（　）
4. 成人患者多具有一定的正常感觉能力，因此感觉康复训练可适当减少。（　）

（二）单选题

1. 下列关于低视力自我概念及控制能力康复错误的是（　）。
（A）周围环境无法改善患者的自我概念及控制能力
（B）成功的经历可帮助患者逐步树立独立生活的自信
（C）通过沟通与交流帮助患者正确认识视觉障碍
（D）通过表扬、肯定为患者创造一种积极向上的氛围
2. 临床常用的心灵重塑疗法不包括（　）。
（A）催眠再生法　（B）药物治疗法　（C）誓言法　（D）观息法
3. 下列关于低视力感觉康复错误的是（　）。
（A）通过平衡觉、机体觉训练，患者能够准确判断自身位置、生理活动周期
（B）通过训练患者识别音频、音强、音色细微变化的能力提高听觉的精确判断能力
（C）触觉敏感度是在实践中逐步提高的
（D）视觉不再占主导地位，因此视觉信息的获取与否不再重要
4. 下列关于低视力成人心理康复错误的是（　）。
（A）成人患者与儿童患者的感觉及认知康复计划应该相同
（B）在成人的康复训练过程中，应特别注意对患者情绪、情感、性格等的不良影响
（C）应让患者正确了解视觉障碍的相关知识
（D）鼓励患者走出家门，积极参加各项社会活动

（三）多选题

1. 低视力的心理康复系统包括（　）。
（A）心理康复原则　（B）心理康复计划　（C）心理康复团队
（D）亲友同事的支持配合　（E）随访及反馈
2. 心理康复计划的制订需要哪些依据（　）。
（A）患者的年龄情况　（B）患者的受教育情况　（C）视觉康复情况
（D）患者的具体要求　（E）患者的家庭态度
3. 下列关于低视力心理康复团队说法正确的是（　）。
（A）技术过硬并富有实战经验　（B）只需要心理康复专业人员
（C）很强的综合素质与能力　（D）有敏锐的观察力
（E）有耐心、关爱、奉献的敬业精神及态度
4. 下列关于低视力知觉康复说法正确的是（　）。
（A）在感觉信息基础上，训练患者认识物体整体特性的知觉能力
（B）指导患者认识周围事物，掌握各种概念
（C）指导患者建立自己的空间知觉
（D）帮助患者建立自己独特的时间记运动知觉
（E）知觉能力的康复是感觉功能康复的基础

5. 下列关于低视力儿童心理康复正确的是（　）。
（A）儿童患者知觉康复过程中，应首先帮助他们掌握各种概念及生活常识
（B）帮助患儿充分利用残余视力，有效促进身心发育
（C）注重患儿健康人格的培养
（D）儿童患者的心理康复必须遵循心理发育的基本规律、符合儿童心理发展的年龄特征
（E）应重视患儿的感觉功能训练

（张艳玲）

参考答案

第一章　概　　述

一、判断题

1.（√）　2.（×）　3.（√）　4.（×）　5.（√）　6.（×）　7.（×）

二、单选题

1.（B）　2.（A）　3.（C）　4.（D）　5.（A）　6.（B）

三、多选题

1.（ABD）　2.（ABCD）　3.（ACD）　4.（ABCDE）

第二章　低视力流行病学

一、判断题

1.（×）　2.（√）　3.（×）　4.（√）　5.（×）　6.（×）

二、单选题

1.（D）　2.（C）　3.（D）　4.（A）　5.（A）　7.（B）8.　（B）

三、应用题

1. 2008年A市沙眼发病率=2000/100万

2008年A市沙眼患病率=（2000+8万）/100万

第三章　低视力的眼科检查

第一节　病史采集

一、判断题

1.　（√）　2.（×）　3.（√）　4.（√）

二、多选题

1. （ACBDE） 2.（ABDE） 3.（BCE） 4.（AB） 5.（ACBDE）

第二节 低视力的视功能检查

一、判断题

1.（√） 2.（√） 3.（×） 4.（√） 5.（√） 6.（×） 7.（√）
8.（√） 9.（×） 10.（√） 11.（×） 12.（√） 13.（√） 14.（√）
15.（√） 16.（√） 17.（√） 18.（×） 19.（√） 20.（×）

二、单选题

1.（A） 2.（D） 3.（B） 4.（B） 5.（A） 6.（C） 7.（C） 8.（D）
9.（B） 10.（D）

三、多选题

1.（ABCDE） 2.（BCD） 3.（ACE） 4.（BCD） 5.（ACE） 6.（ABCDE）
7.（BC） 8.（AB） 9.（ABCDE） 10.（ABE） 11.（ABCDE）12.（AB）
13.（ABCDE）14.（BCDE）

第三节 眼部检查

一、判断题

1.（√） 2.（√） 3.（×） 4.（√） 5.（√） 6.（√）

二、多选题

1.（ABCE） 2.（ABDE） 3.（ABCDE） 4.（ABCDE） 5.（CDE）
6.（ABCDE） 7.（BE）

第四节 眼科影像检查

一、判断题

1.（×） 2.（√）

二、多选题

1.（ABCDE） 2.（ABCE） 3.（ABCDE） 4.（ABCDE）

第四章　低视力助视器

第一节　光学助视器

一、光学助视器概述

（一）判断题

1.（√）　2.（√）　3.（×）　4.（×）　5.（√）　6.（√）　7.（√）8.（√）
9.（×）　10.（×）

（二）单选题

1.（A）　2.（B）　3.（D）　4.（B）　5.（A）　6.（B）　7.（B）　8.（B）　9.（A）
10.（B）　11.（A）　12.（B）　13.（A）　14.（B）　15.（B）　16.（D）

（三）多选题

1.（ABD）　2.（ABCDE）　3.（ACDE）　4.（ABCDE）　5.（ABCDE）
6.（ABCDE）　7.（ABCDE）8.（AC）9.（ABC）10.（ABD）

二、远距离专用光学助视器

（一）判断题

1.（×）　2.（√）　3.（×）　4.（×）　5.（√）　6.（√）　7.（√）　8.（×）
9.（×）　10.（×）　11.（√）　12.（√）　13.（√）　14.（√）　15.（×）
16.（√）　17.（√）　18.（√）　19.（×）　20.（√）

（二）单选题

1.（A）　2.（B）　3.（C）　4.（B）　5.（D）　6.（B）　7.（C）　8.（C）　9.（C）
10.（C）　11.（B）　12.（A）　13.（D）　14.（C）　15.（D）　16.（B）　17.（B）
18.（D）　19.（D）　20.（C）　21.（B）　22.（B）　23.（D）　24.（D）　25.（A）
26.（A）　27.（A）　28.（B）　29.（A）　30.（C）　31.（A）　32.（C）　33.（A）
34.（C）　35.（A）　36.（B）　37.（C）　38.（A）　39.（A）　40.（C）　41.（B）
42.（B）

（三）多选题

1.（AD）　2.（ABD）　3.（BDE）　4.（ABD）　5.（CD）　6.（AD）　7.（CD）
8.（AB）　9.（AB）　10.（AD）　11.（AB）　12.（AC）　13.（ABC）　14.（ABCDE）
15.（ACE）　16.（BE）　17.（BE）　18.（BCDE）　19.（BCDE）　20.（AC）

三、近距离（中距离）专用光学助视器的验配

（一）判断题

1.（×） 2.（√） 3.（×） 4.（×） 5.（√） 6.（×） 7.（√） 8.（√）
9.（×） 10.（√） 11.（√） 12.（√） 13.（√） 14.（√） 15.（√）
16.（√） 17.（×） 18.（×） 19.（√） 20.（√） 21.（√） 22.（√）
23.（√） 24.（√） 25.（×） 26.（×） 27.（√） 28.（√） 29.（√）
30.（√）

（二）单选题

1.（B） 2.（C） 3.（A） 4.（B） 5.（A） 6.（B） 7.（A） 8.（B） 9.（D）
10.（C） 11.（D） 12.（C） 13.（C） 14.（B） 15.（A） 16.（B） 17.（B）
18.（D） 19.（B） 20.（C） 21.（C） 22.（A） 23.（B） 24.（A） 25.（B）
26.（A） 27.（C） 28.（C） 29.（D） 30.（A） 31.（C） 32.（D） 33.（B）
34.（C） 35.（A） 36.（B） 37.（B） 38.（A） 39.（A） 40.（B） 41.（B）
42.（A） 43.（A） 44.（A） 45.（D） 46.（B） 47.（C） 48.（C） 49.（A）
50.（C） 51.（C） 52.（B） 53.（A） 54.（C） 55.（D） 56.（A） 57.（D）
58.（A） 59.（B）

（三）多选题

1.（DE） 2.（AC） 3.（CD） 4.（BC） 5.（BD） 6.（ABE） 7.（ACD）
8.（BDE） 9.（ACE） 10.（AC） 11.（BCE） 12.（AC） 13.（AC）
14.（AB） 15.（BD） 16.（BD） 17.（ABC） 18.（ABCDE） 19.（ACE）
20.（ABCDE） 21.（AD） 22.（AD） 23.（ACE） 24.（ABCDE） 25.（BD）
26.（AD） 27.（ABCDE） 28.（AB） 29.（ABCE） 30.（CD）

四、用于视野缺损的助视器

（一）判断题

1.（√） 2.（×） 3.（×） 4.（×） 5.（×） 6.（√） 7.（√） 8.（×）
9.（×） 10.（×）

（二）单选题

1.（B） 2.（C） 3.（A） 4.（C） 5.（C） 6.（A） 7.（B） 8.（C）
9.（D） 10.（D）

第二节　非光学助视器

一、判断题

1.（√）　2.（√）　3.（×）　4.（×）　5.（√）　6.（√）

二、单选题

1.（D）　2.（D）　3.（C）　4.（A）　5.（D）　6.（B）　7.（C）　8.（A）

第五章　助视器的验配

第一节　助视器的验配方法

一、助视器的配前复核

（一）判断题

1.（√）　2.（×）　3.（√）　4.（√）　5.（√）　6.（√）　7.（×）　8.（×）
9.（√）　10.（√）

（二）单选题

1.（A）　2.（B）　3.（A）　4.（A）　5.（B）　6.（C）　7.（B）　8.（D）
9.（C）　10.（B）　11.（C）　12.（D）　13.（C）　14.（C）　15.（C）　16.（D）
17.（D）　18.（B）　19.（C）　20.（A）

（三）多选题

1.（BD）　2.（BCDE）　3.（ABD）　4.（CDE）　5.（ABCDE）　6.（ABCE）
7.（BCD）　8.（BD）　9.（BD）　10.（BCDE）

二、远距离专用光学助视器的验配

（一）判断题

1.（√）　2.（√）

（二）单选题

1.（A）　2.（B）　3.（D）　4.（B）

（三）多选题

1.（CD）　2.（AC）

三、近距离（中距离）专用光学助视器的验配

（一）判断题

1.（√）　2.（√）　3.（√）　4.（√）

（二）单选题

1.（A） 2.（B） 3.（B） 4.（D） 5.（D） 6.（A） 7.（B） 8.（C）

（三）多选题

1.（BCE） 2.（BC） 3.（AC） 4.（BCDE）

四、用于视野缺损的助视器的验配

（一）判断题

1.（×） 2.（√） 3.（×）

（二）单选题

1.（B） 2.（C） 3.（B）

（三）多选题

1.（ABCE） 2.（DE） 3.（CE）

第二节　低视力康复的应用范例

（一）判断题

1.（×） 2.（×） 3.（√） 4.（√） 5.（×） 6.（×） 7.（√） 8.（√）

9.（√） 10.（√）

（二）单选题

1.（C） 2.（A） 3.（C） 4.（A） 5.（D） 6.（B） 7.（D） 8.（B）

9.（A） 10.（B） 11.（B） 12.（C） 13.（C） 14.（D） 15.（D）

（三）多选题

1.（ACE） 2.（DE） 3.（BD） 4.（ABD）

第六章　功能性视力和助视器的训练及使用

一、名词解释

1. 功能性视力：为了有目的的行为而去使用的视力，或指在日常生活的各种活动，包括阅读、移动、游戏、职业工作或教育活动中为了有目的的行为而使用视力的方式。

二、多选题

1.（ABCD） 2.（ABCD） 3.（ABCD） 4.（ABCD） 5.（ABCD）

6.（ABCD）

三、思考题

1. 简述远用助视器的训练方法。

目标定位训练　　注视训练　　定位注视联合训练

跟踪训练　　追踪训练　　搜寻训练

最后是实地训练，练习在拥挤的人群中搜寻患者所熟悉的人，搜寻十字路口的红绿灯、街道牌、各种不同的建筑物（如商店、政府办公机构、影剧院等），以及天空中的飞鸟等

2. 简述近用助视器的训练方法。

注视训练　　定位训练　　搜寻或扫描训练

追踪训练　　调焦训练

3. 简述影响低视力助视器能否成功使用的因素。

视力　视力低下的持续时间　动机　患者是否容易接受新事物

视野　病情的稳定性　导致视力损害的病因　色觉　年龄

对眼病的了解程度　自我形象

4. 简述闭路电视助视器的训练和使用方法。

使用CCTV的阅读距离。患者配戴合适度数的屈光矫正眼镜，注视CCTV的显示屏，患者采取自己习惯的工作距离，并保持舒适的体位。

让患者熟悉仪器，他们能够触摸到仪器的每一个操作控件（开关按钮、倒转按钮、对比度按钮、亮度按钮、对焦按钮、放大按钮等）。

了解水平-垂直轴（X-Y轴）阅读平台的运动范围。

对于比较厚的书本，翻开后可以放置一块塑料或者玻璃透明板压在书本上，压平后以便于摄像头的清晰对焦。

在低放大率的状态下浏览整个阅读物，然后在高放大率的状态下阅读你所感兴趣的段落。

如果患者要用CCTV写字，他们要逐渐养成借助显示屏看着自己的手和笔的习惯，而不是直接看自己的手和笔。

第七章　儿童低视力

第一节　概　述

一、判断题

1.（×）　2.（√）　3.（√）　4.（√）　5.（√）　6.（×）　7.（×）

二、多选题

1.（ACDE） 2.（BCE）

第二节 儿童低视力病因分析

一、判断题

1.（√） 2.（√） 3.（×） 4.（×） 5.（√） 6.（√） 7.（√）

二、单选题

1.（B） 2.（D） 3.（C） 4.（A） 5.（B） 6.（D） 7.（B）

三、多选题

1.（ABCDE） 2.（ACD） 3.（ABCDE） 4.（BCD） 5.（AE）

第三节 儿童低视力康复特点

一、判断题

1.（×） 2.（√） 3.（√） 4.（√） 5.（√） 6.（√） 7.（√） 8.（√）
9.（√） 10.（×） 11.（√） 12.（×） 13（×） 14.（√） 15.（√）

二、单选题

1.（C） 2.（B） 3.（C） 4.（A） 5.（C）

第四节 儿童低视力检查

一、判断题

1.（×） 2.（√） 3.（√） 4.（×） 5.（√） 6.（√） 7.（√） 8.（√）
9.（×） 10.（√）

二、单选题

1.（B） 2.（C） 3.（D） 4.（C） 5.（B）

三、多选题

1.（ABCDE） 2.（ABCDE） 3.（ABE） 4.（BCD）

第五节 儿童低视力助视器的应用

一、判断题

1.（√） 2.（√） 3.（√） 4.（√）

二、多选题

1.（ABCDE） 2.（BCE）

第六节 低视力儿童其他视觉及感知功能训练

一、判断题

1.（√） 2.（√）

二、多选题

1.（BCDE） 2.（ACDE）

第七节 不同年龄阶段的儿童低视力康复

一、判断题

1.（√） 2.（×） 3.（×） 4.（×）

第八节 儿童低视力伴随听力障碍或多功能障碍

一、判断题

1.（√） 2.（√） 3.（×） 4.（√） 5.（√）

二、多选题

1.（ACE）

第八章 老年低视力

第一节 老年低视力的病因及患病率

一、判断题

1.（√） 2.（√） 3.（×） 4.（×） 5.（×）

二、单选题

1.（C） 2.（A） 3.（D）

第二节 老年低视力患者的特点

一、判断题

1.（√） 2.（√） 3.（√） 4.（×） 5.（√）

二、多选题

1.（ABCD） 2.（ABCD）

第三节 老年低视力患者的处理及康复

一、判断题

1.（√） 2.（√） 3.（√） 4.（×）

二、单选题

1.（A） 2.（A） 3.（C） 4.（C）

三、多选题

1.（ABCD） 2.（ABD） 3.（ABDE） 4.（ABCD）

第九章 低视力门诊的建设

一、多选题

1.（ABCD） 2.（ABCD） 3.（ABCD） 4.（ABCD） 5.（ABCD）
6.（ABCD）

二、简答题

1. 为低视力患者挑选台灯有哪些需要注意的方面？

（1）选择高频灯 （2）选择冷光源 （3）灯光照度可调节
（4）灯臂可调节 （5）要有灯罩

2. 低视力门诊需要配备哪些检查设备？

视力表，Amsler方格表。立体视检查本。色盲检查表。镜片箱和试镜架。±1.00DC；±0.75DC；±0.50DC；±0.25DC手持式交叉圆柱镜。检影镜。检眼镜。裂隙灯。角膜曲率计/角膜地形图。眼压计。自动验光仪。视野计。对比敏感度检查表。Worth 4点灯，线状镜，4^{Δ}三棱镜等。阅读视力表或不同字体大小的阅读材料。

3. 低视力门诊常规需要配备哪些低视力助视器？

（1）不带照明的手持放大镜系列；

（2）可变焦距的台式放大镜或胸挂式放大镜；

（3）固定焦距不带照明的台式放大镜；

（4）镇纸式放大镜；

（5）其他各种小型放大镜；

（6）眼镜式放大镜；

（7）望远镜；

（8）滤光镜。

第十章　视力残疾人的定向行走训练

一、判断题

1.（√）　2.（×）　3.（×）　4.（√）　5.（×）

二、填空题

1. 感觉功能（包括视觉）　2. 从一处移动到另一处的能力　3. 皮肤感应

4. 已知时钟点位　5. 导盲板

三、选择题

1.（C）　2.（D）　3.（E）　4.（C）　5.（B）

四、论述题

1. 请阐述定向与行走的概念及相互关系。

定向（orientation）就是指个体在环境中，利用各种感觉功能（包括视觉），建立自我与环境或环境中重要物体的关系。行走（mobility）是指个体在环境中应用感觉功能（包括视觉），安全、有效和有目的地从一处移动到另一处的能力。二者相辅相成。

定向和行走有着密切的关系两者缺一不可。如果视力残疾人不能在环境中辨别方向或不能利用残余感觉所收集的信息来判定自己所在的位置，他就不能到达他想去的地方；另一方面，仅依靠良好的定向能力，也不能够安全地在环境中行走。所以行走决定于定向，而定向服务于行走，影响着行走的效率。两者相辅相成，缺一不可。事实上，定向与行走是共同发生、同时进行的，不存在单纯的定向或行走。定向的目的是为了行走，而行走又必须依赖于定向，两者只有达到完美的统一，人才能进行有效、安全、有目的的行走。

2. 请简述直线行走的要点。

直线行走，指视力残疾人不改变方向的独自走完两点间的直线距离。

要点：（1）垂直定位：

垂直定位，指视力残疾人根据已知目的地的方位，确定自己垂直面对行进方向的一种简便站位方法。

动作方法：以正对目的地的某固定物体（如墙壁、路沿、桌椅等）作为基准点，按正确站立姿势双足跟或后背靠紧该物体，此时面对的方向即为垂直行进的方向。

（2）直线行进：

动作方法：垂直定位对准行进方向，按“正确行走步伐”行进，走过两点间的距离。（训练时可先做短距离的直线行走，及时纠正异常步态。随着行走能力的提高，可逐步加长直线行走的距离，但要强调行走方向的准确性。较长距离的行走过程中，必要时应以声音做引导帮助视力残疾人保持行走的直线性。）

（3）穿越空间：

当视力残疾人穿过一个空间的时候，假如视力残疾人知道这个空间，就会利用上部保护或下部保护通过。假如空间较大，视力残疾人没有把握准确穿越时，可以先转过一个墙角，然后进行垂直定位，利用直线行走技能通过，最后恢复到原来的行进方向。

3. 请指出使用盲杖的优缺点。

（1）优点：盲杖能为使用者提供触觉和听觉的信息，是盲人安全行走最有效、最经济的根本保证，在上下坡或遇到障碍物时可以提供一定的反应时间而不至于猛然撞上去，保护身体的下部，可靠、耐用，几乎不需要保养，不需要其他辅助性帮助，操纵灵活，明确标志了使用者的身份。

（2）缺点：不能发现身体上部的物体，尤其是悬挂的物体以及外伸的物体，因此它不能保护上部身体；不易存放，有时会绊倒别人；未经正规训练，使用效果不好；标志着使用者是盲人，容易形成社会歧视。

第十一章　低视力合并其他残疾及其心理康复

第一节　低视力与听力障碍

一、概述

（一）判断题

1.（×）　2.（×）　3.（×）　4.（√）

（二）单选题

1.（B）　2.（A）

（三）多选题

1.（ABCDE）　2.（AC）

二、低视力合并听力障碍的病史采集

（一）判断题

1.（√）　2.（√）　3.（×）　4.（×）

（二）单选题

1.（B）　2.（A）　3.（D）

（三）多选题

1.（ABCDE） 2.（ABD） 3.（AB） 4.（BC）

三、低视力合并听力障碍的眼科检查

（一）判断题

1.（×） 2.（√） 3.（×） 4.（×）

（二）单选题

1.（C） 2.（B） 3.（C） 4.（B）

（三）多选题

1.（ABE） 2.（ADE） 3.（BD） 4.（ABC）

四、低视力合并听力障碍的听觉检查

（一）判断题

1.（×） 2.（√） 3.（×）

（二）单选题

1.（B） 2.（A）

（三）多选题

1.（BDE） 2.（ACDE） 3.（BCD）

五、低视力合并听力障碍的心理状况评估

六、低视力合并听力障碍的临床处理

（一）判断题

1.（√） 2.（√） 3.（×） 4.（√）

（二）单选题

1.（A） 2.（D） 3.（C）

（三）多选题

1.（AD） 2.（ABCDE） 3.（ABCDE） 4.（ABCDE） 5.（ACDE）

第二节 低视力与智力障碍

一、概述

（一）判断题

1.（×） 2.（√） 3.（×）

（二）单选题

1.（A） 2.（C） 3.（B）

（三）多选题

1.（AC） 2.（ABCDE）

二、低视力合并智力障碍的病史采集

（一）判断题

1.（×） 2.（√）

（二）单选题

1.（C）

（三）多选题

1.（AB）

三、低视力合并智力障碍的全身系统检查

四、低视力合并智力障碍的眼科检查

（一）判断题

1.（×） 2.（×） 3.（×） 4.（√）

（二）单选题

1.（C） 2.（A） 3.（B）

（三）多选题

1.（BCD） 2.（ABDE） 3.（ABCE） 4.（DE）

五、低视力合并智力障碍的智力评定

（一）判断题

1.（×） 2.（×） 3.（√） 4.（×）

（二）多选题

1.（AE） 2.（ABC） 3.（BDE） 4.（ABCDE）

六、低视力合并智力障碍的临床处理

（一）判断题

1.（√） 2.（×） 3.（√）

（二）单选题

1.（C） 2.（B）

（三）多选题

1.（ACDE） 2.（ABCE） 3.（BCDE）

第三节 低视力人群的心理康复

一、概述

（一）判断题

1.（√） 2.（×）

（二）单选题

1.（C）

（三）多选题

1.（CE）

三、低视力对于患者的心理影响

（一）判断题

1.（√） 2.（×） 3.（√） 4.（√） 5.（√） 6.（×） 7.（√）

（二）单选题

1.（D） 2.（C） 3.（D）

（三）多选题

1.（ABCDE） 2.（BCDE） 3.（AB） 4.（ADE）

四、视觉障碍患者的心理康复

（一）判断题

1.（√） 2.（√） 3.（×） 4.（√）

（二）单选题

1.（A） 2.（B） 3.（D） 4.（A）

（三）多选题

1.（ABCDE） 2.（ABCDE） 3.（ACDE） 4.（ABCD） 5.（ABCDE）